W0378933

KNAUR
MENSSANA

Dr. Annette Kerckhoff

Die Küchen-Apotheke

Mit zwölf Lebensmitteln die häufigsten
Beschwerden selbst behandeln

KNAUR
MENSSANA

Besuchen Sie uns im Internet:
www.mens-sana.de

MIX
Papier aus verantwortungsvollen Quellen
FSC® C004229
FSC www.fsc.org

Deutsche Erstausgabe

Ein Imprint der Verlagsgruppe Droemer Knaur GmbH & Co. KG, München

Redaktion: Désirée Schoen
Covergestaltung: Isabella Materne, München
Coverabbildung: Collage aus Motiven von Shutterstock.com: Ingwertee und Honig auf Holzteller (NADKI), Apfelspalte (Kovaleva_Ka), Button (Marish)
Abbildungen im Innenteil: Shutterstock.com
Satz: Adobe InDesign im Verlag
Druck und Bindung: Uhl, Radolfzell
ISBN 978-3-426-65847-5

5 4 3 2 1

Inhalt

Die 12 Heiler

Die Heilrezepte nach Beschwerden von A–Z

Vorwort

Der Magen zwickt, die Nase läuft, der Kopf dröhnt. Die Nachbarin hat eine Erkältung, die Freundin eine Blasenentzündung. Der Kleine ist fiebrig, der alte Vater hat Probleme mit dem Schlaf, die Mutter mit dem Blutdruck.

Genau *das* sind alltägliche Situationen – und zwar auf der ganzen Welt. Bis vor gar nicht langer Zeit war es in der Regel so: Kränkelte jemand in der Familie, so halfen sich die Menschen zunächst selbst, mit dem, was zu Hause vorrätig war, was sich im Gemüsekeller, in der Speisekammer oder im Garten fand. Denn der Weg zum nächsten Arzt war für viele weit und beschwerlich und sein Besuch nicht selten kostspielig.

Das Wissen um diese Hausmittel wurde in der Geschichte typischerweise von Frau zu Frau, von Mutter zu Tochter weitergegeben. Es ist nicht per se an das weibliche Geschlecht gebunden, aber solange Frauen für die Familie sorgten, waren sie die Trägerinnen dieses Wissens. Mittlerweile, im Zuge neuer Rollenverteilung, Globalisierung und Digitalisierung, ändert sich hier vieles – erfreulicherweise.

Der Zugang der Menschen zur traditionellen Heilkunde war – betrachtet man die Geschichte und die Situation in ländlichen Gebieten – pragmatisch: Was ließ sich mit dem, was vorhanden war, machen? Wie konnten gängige Lebensmittel in Heilmittel verwandelt werden? Wie konnte man sie gezielt einsetzen oder die Dosis ihrer Wirkstoffe steigern?

Mit dem Aufkommen der modernen Medizin traten diese Hausmittel in den Hintergrund. Sie schienen im Vergleich zu den pharmazeutischen Präparaten überholt. Zudem waren sie wissenschaftlich nicht geprüft und in ihrer Wirkung vage. Mittlerweile jedoch besinnt man sich wieder auf Hausmittel. Mehr noch: Sie sind beliebt wie selten zuvor und werden rege ausgetauscht, ob am Kaffeetisch oder in Internetforen.

Das ist gut. Immer mehr Menschen wollen selber aktiv etwas für ihre Gesundheit tun und auch im Krankheitsfall selbst zur Heilung beitragen. Und gerade Hausmittel bieten hier einen besonders einfachen Einstieg – die Zutaten hat man meist zu Hause. Was noch fehlt, ist verlässliches Wissen.

Genau dieses Wissen soll mit dem vorliegenden Buch geliefert werden. Ich habe mit Frauen aus aller Welt gesprochen, in den Chroniken der traditionellen Heilkunde, aber auch in der modernen Fachliteratur und in Datenbanken nach wirksamen Hausmitteln gegraben, überlegt und recherchiert, warum diese Hausmittel wohl helfen. Damit die Tipps jederzeit umgesetzt werden können, habe ich mich dabei auf zwölf Lebensmittel konzentriert, von denen ich annehme, dass sie sich in fast jeder Küche finden. So kann man zu Hause gleich »loslegen« und auch unterwegs oder auf Reisen problemlos das eine oder andere Hausmittel umsetzen.

Nicht alles, was mündlich oder auch im Internet weitergegeben wird, ist richtig, nicht jede Anwendung empfehlenswert und die Skepsis vieler Ärzte gegenüber Selbsthilfemaßnahmen berechtigt. Und so soll es in diesem Buch auch darum gehen, bekannte und weniger bekannte Hausmittel angemessen einzustufen, Hintergrundwissen zu liefern und mögliche Probleme anzusprechen. Wenn Sie diese Überlegungen beherzigen, werden Ihnen die Rezepte eine Fülle von Optionen an die Hand geben, selber ohne viel Aufwand und große Kosten etwas für Ihre Gesundheit zu tun oder im Krankheitsfall die Heilung zu unterstützen.

Die in diesem Buch beschriebenen Hausmittel sind nicht nur etwas für Menschen, die sich für Ernährung oder Naturheilkunde interessieren. Sie richten sich genauso an Selbstversorger und Sparfüchse, an alle, denen Nachhaltigkeit und Gesundheitsautonomie wichtig sind – und die Lust haben, die guten alten Bekannten aus Vorratsschrank und Gemüseregal von einer ganz neuen Seite kennenzulernen. Und nicht zuletzt sind Basenbrühe, Ingweröl und Vier-Räuber-Essig auch schöne Mitbringsel oder Geschenke.

Einführung

Die Küchen-Apotheke – zwischen Küche und Apotheke

Wo hört Ernährung auf, und wo fängt Medizin an? Diese Frage ist nicht einfach zu beantworten. Die Küchen-Apotheke, so verstehe ich es für dieses Buch, liegt zwischen Kochrezepten und aus Lebensmitteln oder Gewürzen hergestellter »richtiger« Medizin. Es ist der ganz besondere, gezielte Einsatz von Lebensmitteln zu Heilzwecken. Das kann der sämig gekochte Schleim aus Kartoffeln sein, der, abgeseiht und in der Thermoskanne aufbewahrt, mit Honig bei Reizhusten oder mit etwas Gemüsebrühe bei Magenschleimhautentzündung für einen schützenden Film in Rachen und Magen sorgt. Oder der in besonders viel Wasser gekochte und gequollene Reis, um einer Verstopfung entgegenzuwirken. Der fein geriebene Apfel bei Durchfall, der erst durch diese Zubereitungsweise über ganz andere Bindungseigenschaften verfügt, als wenn man ihn roh und am Stück essen würde. Das Fußbad mit einer Handvoll Salz, um die Füße zu durchbluten und dadurch dafür zu sorgen, dass der Kopf etwas weniger dröhnt. Die Zitronenschale, die bei Herpes zum Einsatz kommt.

Diese Anwendungen sind mehr »Arznei« als Kochrezepte, aber weniger als kommerzielle und pharmazeutische Produkte wie z.B. Kartoffel-Frischpresssaft, Zwiebelgel für Narben, Knoblauchkapseln, ätherische Öle. Die Vorteile dieser Präparate, wenn sie Apothekenqualität haben, liegen auf der Hand: Die Zutaten sind geprüft und hochwertig, die Rezepturen einheitlich, die Wirkstoffmengen standardisiert. Über Nebenwirkungen und Gegenanzeigen informieren Beipackzettel.

Die Küchen-Apotheke schneidet in diesen Aspekten weniger gut ab. Dafür liegt sie ganz vorn, wenn es darum geht, mit einfachen Mitteln etwas für sich oder andere zu tun. Die hier vorgestellten Rezepte sind bei vielen Beschwerden eine sinnvolle Erstmaßnahme und bei noch mehr Erkrankungen ein guter Baustein zur Ergänzung der ärztlichen Therapie.

Hilft das wirklich?

In der Tat ist die Wirkstoffmenge in einem Hausmittel in der Regel weitaus geringer als in einem Arzneimittel und die Frage, was hier wie wirkt, schwer zu beantworten.

Gleichzeitig aber weiß man, dass die Pharmakologie nur einen Aspekt von Hausmitteln ausmacht. Daneben gibt es andere Heilungsfaktoren, die diese häuslichen Anwendungen mehr als alle anderen Therapierichtungen kennzeichnen: Fürsorge, Achtsamkeit, Ruhe, Pause und Rituale. Vor allem aber das Gefühl, selber etwas tun zu können: für sich und für die Menschen, die man liebt. Man nennt das »Selbstwirksamkeit« – ein wichtiges Schlagwort in der gesamten Gesundheitsdiskussion. Und ein Heilungsfaktor, der bislang massiv unterschätzt wurde. Jana, eine ehemalige Studentin von mir, beschreibt es so: »Für mich ist ein wichtiger Aspekt, z.B. einen ganz anderen Bezug zu meinem Körper aufzubauen. Ich habe nicht einfach eine Erkältung, sondern ich weiß: Ah, ich habe Kopfschmerzen, weil der Schleim nicht abfließt, ich brauche Leinsamenpäckchen. Oder: Das erste Kratzen im Hals: Pause und Kurkumapaste … Ich lerne also über mich, meine Krankheit und was sie mir sagen will. Ich werde zur Expertin dafür, zu spüren, was ich bzw. mein Körper gerade braucht.« Das alles hilft, Gesundheitskompetenz zu entwickeln und die Gesundheitssouveränität zu erhöhen. Wie Jana sagt: »Ich finde es fatal, meine Gesundheit komplett in andere Hände zu legen und selbst überhaupt kein Verständnis davon zu haben, was ich brauche.«

Und noch etwas ganz anderes kommt gerade bei überlieferten Hausmitteln zum Tragen: die positive Erwartung, die durch Geschichten geweckt wird. »Das hat schon dem Opa immer geholfen.« – »Das hat meine Tante immer gemacht.« – »Das habe ich von meiner türkischen Nachbarin gelernt, das macht sie immer, wenn ihre Kinder krank sind. Und es hilft super.« All das trägt zur Heilung bei.

Bedenken sollte man schließlich auch, dass gerade die traditionelle Medizin rund um den Globus ein deutlich anderes Krankheitsverständnis hat als die moderne Schulmedizin: Der Mensch wird als Ganzes gesehen. So kommt es, dass Hausmittel oftmals ganz woanders am Körper ansetzen als dort, wo die Beschwerden sind: Bei Kopfschmerzen werden die Füße behandelt, bei Verstopfung die Leber angeregt, bei Stress wird »das Blut gestärkt«. Ich denke, solange Krankheiten nicht zufriedenstellend behandelt werden können oder Behandlungen zu Nebenwirkungen führen, sollte man diese alten Anwendungen nicht zu leichtfertig abtun. Vorausgesetzt, sie sind sicher und Risiken ausgeschlossen.

Mögliche Probleme

Es ist wichtig zu überlegen, ob ein bestimmtes Hausmittel in der heutigen Zeit Sinn macht, ob es wirksam ist und wie die Wirksamkeit erklärt werden kann. Gleichzeitig muss allerdings auch ein möglicher Schaden bedacht und beides gegeneinander abgewogen werden. Was nützt der beste Kartoffelwickel gegen Bronchitis, wenn es zu Verbrennungen kommt, weil man ihn zu heiß auflegt? Was nützt ein Zwiebelhustensaft, wenn er im Hochsommer drei Tage in der Küche steht und anfängt, schlecht zu werden? Eine Knoblauchkur gegen Bluthochdruck kann richtig gefährlich werden, wenn der Betreffende gleichzeitig zur Prophylaxe von Schlaganfall und Herzinfarkt Medikamente zur Gerinnungshemmung einnimmt.

Mangelnde Sicherheit, Nebenwirkungen, Gegenanzeigen, Anwendungsfehler, Vergiftungsgefahr, hygienische Risiken, Schadstoffproblematik und Interaktionen mit Pharmazeutika u.Ä. sind Risiken, die bedacht werden müssen. Ebenso müssen Tier- und Pflanzenschutz berücksichtigt werden. Bei allen Lebensmitteln muss auch an Allergien, Kreuzallergien und Unverträglichkeiten gedacht werden. Und bei Heilpflanzen vom Discounter und Selbstgepflücktem besteht immer die Gefahr von minderwertiger Qualität, Verfälschung oder Streckung der Ware, Pestizidrückständen und Verwechslungen.

Wichtig!
In diesem Buch finden Sie Rezepte, die als wirksam und sicher eingeschätzt werden können. Bitte lesen Sie trotzdem die Rubrik »Wichtige Hinweise und Empfehlungen« immer genau durch und machen Sie sich (am besten im Vorfeld in einer entspannten Situation, wenn niemand krank ist und kein Handlungsbedarf besteht) mit den allgemeinen Grenzen der Selbsthilfe vertraut.

Grundsätzlich gilt: Keine Anwendung der jeweiligen Rezepte, wenn gegen eine der Zutaten Allergien oder Unverträglichkeiten bestehen.

Wissen verwandelt

Wissen ist Macht. Es kann Dinge verwandeln und neue Optionen schaffen. Da liegen seit Jahrzehnten Kartoffeln, Möhren und Zwiebeln im Gemüseregal. Aber wenn man nicht weiß, dass mit Kartoffelwasser Pickel betupft oder Nissen ausgekämmt werden können, dass Reiswasser ein guter Conditioner ist und eine hervorragende Erstmaßnahme bei Durchfall, dann bleiben diese Ressourcen ungenutzt.

Erst das Wissen verwandelt die so vertrauten Lebensmittel in wirklich potente Heiler. Ich stelle mir das gerne bildlich vor – so wie bei Cinderella, wo der Kürbis durch die gute Fee in eine Kutsche verwandelt wird. In meiner Fantasie werden dank der guten Hausmittel-Fee aus Karotte, Zwiebel und Knoblauch Einsatzkräfte im Dienste der Gesundheit. Ich sehe sie förmlich vor mir, wie sie schläfrig im Regal liegen, dann mit dem Zauberstab berührt werden und anschließend wie Superman oder Lara Croft zu großen Taten aufbrechen. Mit der Aufgabe, Menschen Mittel und Wege an die Hand zu geben, damit sie sich selbst helfen können.

Ohne dieses Wissen aber wird jede Kartoffel ein schlichtes Nahrungsmittel bleiben – und wir werden zwangsläufig zu synthetischen Arzneimitteln greifen. Mit dem Wissen zur Selbsthilfe stehen wir dagegen deutlich besser da. Wir geben die Verantwortung und die Entscheidung über unsere Heilung nicht komplett ab, sind nicht mehr alleine auf die Pharmaindustrie angewiesen. Stattdessen können wir manche Probleme anders lösen. Das macht uns unabhängiger und freier – im Fachjargon: Wir gewinnen mehr »Gesundheitskompetenz« und »Gesundheitssouveränität«.

Überliefertes Alltagswissen von Frauen

Über viele Jahrhunderte war die Selbsthilfe die Domäne der Frauen. Dieses Wissen ist im Alltag entstanden. Auch wenn heute die Rollen neu definiert werden, die Situation im Alltag ist die gleiche: Man steht am Herd, kocht Kartoffeln für das gemeinsame Abendessen und denkt sich dabei: Warum nicht ein paar Kartoffeln mehr in den Topf geben und abends auf dem Sofa eine schöne, warme Nackenauflage genießen? Oder man räumt nach dem Kochen auf, will gerade die ausgepresste Zitrone in den Müll werfen und nutzt sie davor noch schnell, um die Fingernägel und die Ellbogen zu pflegen. Das dauert nur wenige Sekunden und geht ganz nebenbei.

Die Rezepte der Küchen-Apotheke eignen sich besonders gut für zu Hause. Das Wissen um diese Rezepte hilft aber auch, wenn Sie unterwegs sind (ich kenne so manchen Berufsmusiker, der nie ohne Knoblauchzehen im Gepäck reist). Sie eignen sich für Kinder – ob nun die Butterbällchen mit Honig oder die Bratäpfel bei Husten –, schmecken gut und sind zumeist extrem einfach umzusetzen. Alte Menschen und gerade Hochbetagte erinnern sie an Vertrautes von früher: die Brühe, das Kartoffelsüppchen, das Fußbad. Gerade Demenzpatienten, denen alles Neue schnell Angst macht und die oft einen ganzen Medikamentencocktail zu sich nehmen, tut es gut, bei Verstopfung und Schlafstörungen erst einmal etwas Sanftes zu probieren, das zudem noch die Kindheit in Erinnerung ruft. Junge Menschen greifen die Rezepte aus ganz anderen Gründen auf: Für viele von ihnen sind »Do it yourself«, Plastikmüllvermeidung, Autonomie, Selbstversorgung, Nachhaltigkeit und Gesundheitstipps als Lifehacks wichtig.

Das Konzept der »12 Heiler«

In diesem Buch soll es um Rezepte gehen mit Lebensmitteln, die folgende Eigenschaften haben: Sie sollen überall erhältlich, gesund und preisgünstig sein. Eine Win-win-Situation, denn: Ist es nicht verlockend, ein Rezept, das man noch nicht kannte, gleich ausprobieren zu können? Und mehr über Lebensmittel zu erfahren, die auch für den täglichen Speiseplan empfehlenswert sind?

Die Rezepte zu diesem Buch stammen aus Gesprächen mit Frauen, aus der naturheilkundlichen Fachliteratur und – man höre und staune – auch aus wissenschaftlichen Studien. Denn fast unbemerkt haben traditionelle Anwendungen mittlerweile auch die Forschung erreicht, werden hier unter die Lupe genommen, in ihrer Wirksamkeit geprüft und nicht selten belegt.

Woher stammt welches Rezept?

Unter den Überschriften gebe ich jeweils an, woher das Hausmittel stammt. Das ist oft nicht eindeutig zu sagen, daher habe ich hier den Ort gewählt, zu dem ich selber eine verlässliche Quelle hatte: entweder ein Gespräch, ein Interview, eine Literaturstelle oder auch eine Studie.

Grenzen der Selbsthilfe

Das größte Problem bei Hausmitteln – und damit auch bei den Rezepten der Küchen-Apotheke – liegt nicht in den Anwendungen selbst, sondern darin, dass möglicherweise Krankheiten verschleppt oder schwere Krankheiten nicht erkannt und erforderliche Therapien versäumt werden. All das kann kein noch so gutes Buch leisten, sondern nur der Arzt.

Vor diesem Hintergrund ist es besonders wichtig, dass Sie einen Arzt haben, mit dem Sie offen sprechen können und der der naturheilkundlichen Selbsthilfe gegenüber aufgeschlossen ist: damit Sie gemeinsam überlegen können, ob die in diesem Buch vorgeschlagenen Maßnahmen in Ihrem speziellen Fall Sinn machen.

Achtung!

Behandeln Sie sich nur selbst:

+ bei leichten Beschwerden
+ wenn Sie die Krankheit von sich kennen
+ wenn Sie in einem guten Allgemeinzustand sind

Seien Sie besonders vorsichtig mit der Behandlung von Kindern, während der Schwangerschaft, in der Stillzeit und bei Senioren und Hochbetagten (Wechselwirkungen mit Medikamenten). Sprechen Sie sich in diesen Fällen immer mit dem behandelnden Arzt ab.

Informieren Sie den Arzt über die bisher verwendeten Hausmittel. Schreiben Sie am besten auf, wann welche Beschwerden aufgetreten sind, welche Hausmittel Sie wann eingesetzt haben und wie der Effekt war.

Suchen Sie einen Arzt auf:

+ wenn nach 2–3 Tagen keine Besserung eingetreten ist
+ wenn sich die Beschwerden verschlechtern
+ bei unbekannten Beschwerden
+ bei anhaltenden Beschwerden, vor allem Durchfällen

Ein sofortiger Arztbesuch ist angezeigt:

+ bei einer deutlichen Verschlechterung der Beschwerden
+ schwerem Krankheitsgefühl
+ hohem Fieber
+ starken Schmerzen
+ Luftnot
+ Herzschmerzen oder Herzstolpern
+ Schwindel
+ Empfindungsstörungen
+ Schwellungen eines oder beider Beine
+ Schmerzen in einem Bein
+ Blässe und Kühle der Haut
+ plötzlichen Sehstörungen
+ Bewusstseinstrübungen
+ Krampfanfällen

Rufen Sie den Notarzt:

+ bei Bewusstlosigkeit
+ akuter Luftnot
+ Verdacht auf Schlaganfall oder Herzinfarkt (jede Minute zählt)
+ anhaltenden Krampfanfällen
+ Lähmungen
+ plötzlich auftretenden, heftigen Schmerzen oder starken Blutungen

Im Zweifelsfall rufen Sie lieber einmal zu viel als zu wenig beim Rettungsdienst an. Er kann Ihnen helfen, die Lage einzuschätzen.

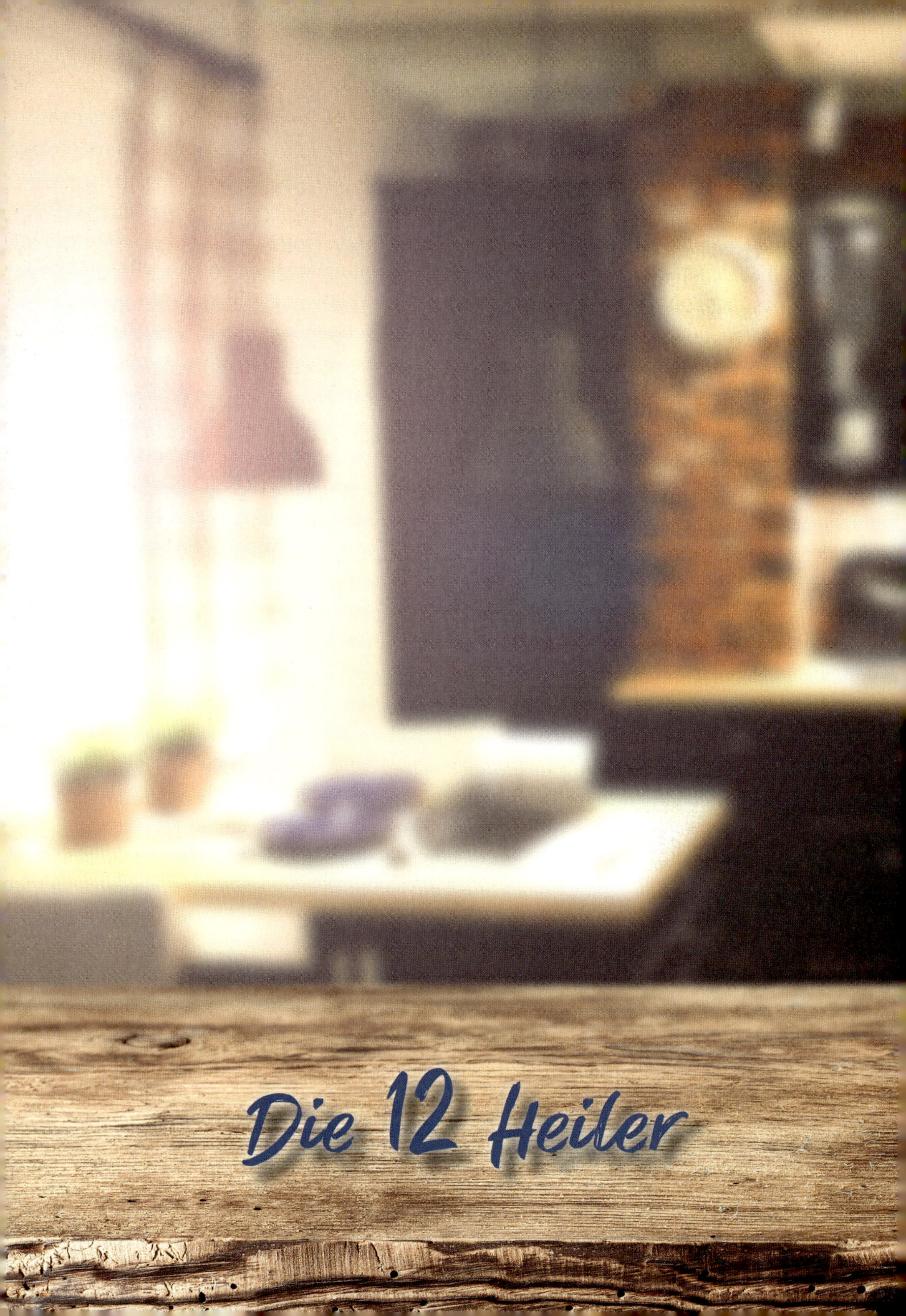

Die 12 Heiler

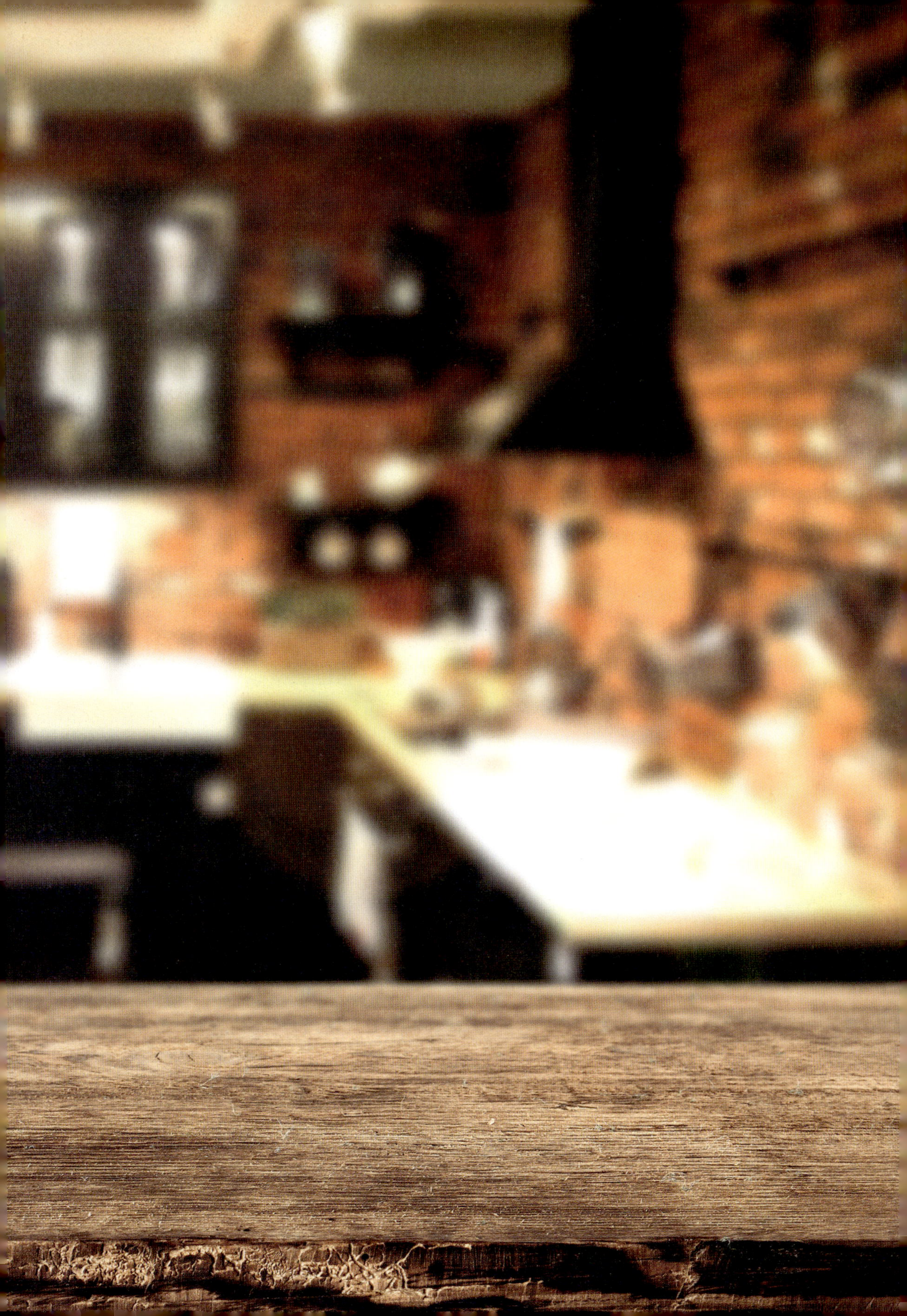

Apfel

Es gibt wohl kaum ein Obst, das so sehr an der Schnittstelle zwischen Lebens- und Heilmittel steht wie der Apfel. Äpfel sättigen gut, denn sie enthalten den dafür perfekten Mix aus Wasser, Zucker, Vitaminen und Nährstoffen. Sie schmecken lecker und sind außerdem wohl das praktischste Obst für unterwegs: Einen Apfel kann man in jedem Rucksack oder jeder Tasche mitnehmen, und wenn er nicht ganz unten liegt, zermatscht er auch nicht.

All diese Gründe sind vermutlich dafür verantwortlich, dass gerade der Apfel einen besonders wichtigen Stellenwert hat, was die Vorbeugung von Krankheiten angeht. Das englische Sprichwort »An apple a day keeps the doctor away« stammt übrigens nicht, wie man annehmen könnte, von einem Arzt, sondern von Elizabeth Mary Wright, der Frau des Philosophen Joseph Wright. Sie veröffentlichte 1913 das Buch *Rustic Speech and Folklore,* in dem sie sich mit der Sprache und den folkloristischen Gebräuchen der Menschen auf dem Lande beschäftigt (und weniger mit Gesundheit). Interessant zu wissen: Im gleichen Absatz zitiert sie den Ausspruch: »Eat an apple going to bed and you'll make the doctor beg his bread.« Auf Deutsch: Iss vor dem Zubettgehen einen Apfel, und du machst den Arzt arm. – Durchaus ein spannender Tipp!

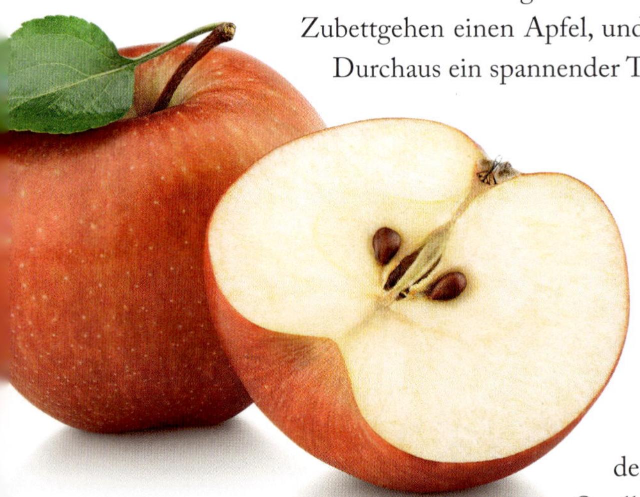

Äpfel enthalten Vitamine, Mineralien, Spurenelemente (u. a. Kalium) und Wasser, daneben vor allem das sogenannte Pektin, das für seine Wirkung als Heilmittel von entscheidender Bedeutung ist. Pektin ist ein Quellzucker. (Wenn Sie es genau wissen möchten: ein pflanzlicher

Mehrfachzucker, der aus Kohlenhydratketten, den »Galakturonketten«, besteht. Diese Kohlenhydratketten bilden eine dreidimensionale Netzstruktur, die, wenn sie Wasser binden, in einen Gelzustand übergehen.) Dass Pektin mit Wasser »geliert«, ist eine Eigenschaft, die z.B. bei der Herstellung von Marmeladen genutzt wird. Tatsächlich kann Pektin aufgrund seiner chemischen Struktur bis zum 100-Fachen seines Eigengewichts an Wasser binden. Das dadurch entstehende Gel hat eine sehr große Oberfläche, mit der es wiederum – und das ist wichtig für die Anwendung als Heilmittel – andere gelöste Substanzen bindet: Abbauprodukte im Darm, Giftstoffe wie z.B. Schwermetalle, Gallensäuren, in gewissem Umfang auch Bakterien und deren Toxine. (Und aus demselben Grund wird Apfelmus auch in der veganen Bäckerei als bindender Ei-Ersatz verwendet.)

Damit nun das Pektin überhaupt freigesetzt werden und aufquellen kann, ist es erforderlich, die Zellwände aufzubrechen, heißt: den Apfel möglichst fein zu reiben. Dies erklärt die traditionelle Anwendung, den Apfel auf der Glasreibe zu reiben und den entstehenden Apfelbrei oder auch das Apfelmus als Krankenkost zu geben. Fein gerieben oder püriert kann man sich den Apfel im Darm wie einen Schwamm vorstellen, der die letzten Ecken ausputzt und alles, was dort nicht hingehört, bindet. Pektin übrigens ist zwar auch im Fruchtfleisch, vor allem aber in der Schale enthalten – ein Grund mehr für Bioäpfel!

Das ist zu beachten

+ Keine Anwendung bei direkter Apfelallergie oder Kreuzallergie, bei der eine Pollenallergie (z.B. auf Birkenpollen) zu einer allergischen Reaktion auf Äpfel führt.

Essig

Essig ist eines der ältesten Lebensmittel. In der historischen Literatur wird berichtet, dass schon die Ägypter, Perser, Römer und Griechen Essig herstellten – und zwar aus allem Möglichen. So gibt es Balsamessig aus Traubenmost, aber auch Kartoffelessig, Wodkaessig, Zuckerrohressig, Whiskyessig, Obstessige von Birne bis Pflaume – in muslimischen Gebieten Dattel- oder Feigenessig. In Südostasien finden wir Kokosessig, in Südamerika Bananenessig, in der Schweiz Molkenessig. In Frankreich genießt man Honigessig, in Großbritannien gibt es Malzessig zu Fish and Chips.

Essig entsteht, wenn alkoholhaltige Flüssigkeiten in Kontakt mit der Luft kommen und einige Zeit stehen bleiben: Essigsäurebakterien in der Luft siedeln sich auf der Oberfläche des Alkohols an und »fermentieren« diesen dort unter Verbrauch von Sauerstoff zu Essig.

Es verwundert nicht, dass in unterschiedlichen Teilen der Erde auch regional typische Essige als Heilmittel verwendet werden, z.B. in Asien vor allem Reisessig, in den USA Apfelessig. Vom Prinzip her decken sich aber viele Anwendungen, wobei – neben seiner konservierenden Wirkung – zwei große Einsatzgebiete im Vordergrund stehen: Er gilt als hervorragende »Putzhilfe« sowohl im Haushalt als auch im Körper. Seine desinfizierende Wirkung verdankt der Essig Inhaltsstoffen, die erst durch die Vergärung entstehen, z.B. der Essigsäure.

Die Fähigkeit zum »Durchputzen« gilt nicht nur im Hinblick auf Keime. Blutgefäße können mit Essig ebenfalls wieder frei gemacht werden. Auch hier bietet sich der Vergleich mit dem Haushalt an. Denn Essig zählt auch zu den wirksamsten Entkalkungsmitteln schlechthin – und genau das Gleiche passiert im Prinzip auch im Körper. Eine spezifische Wirkung können Sie erzielen, wenn Sie dem Essig Gewürze gegen bestimmte Beschwerden hinzufügen, sich also einen Arzneiessig herstellen. Das ist »Küchen-Apotheke« in ihrer besten Form!

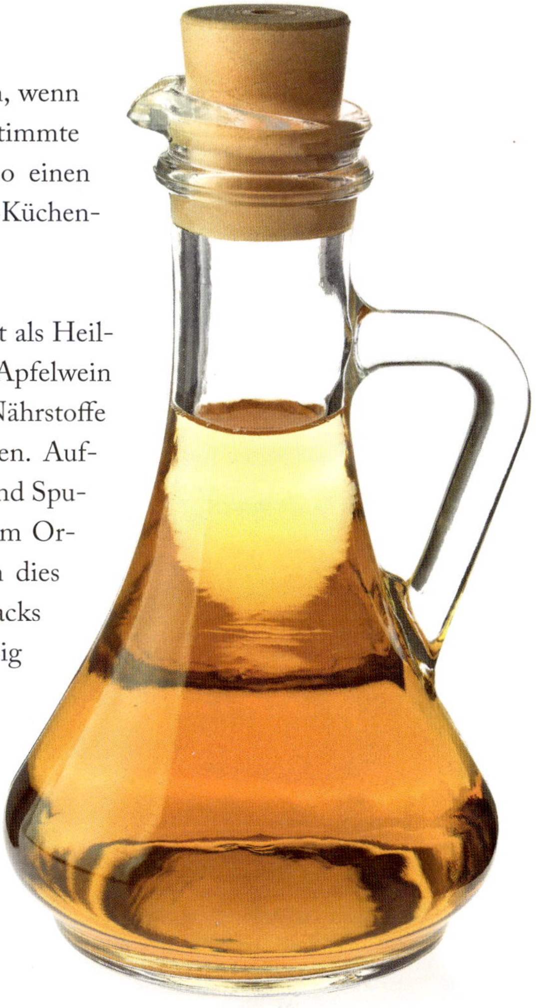

Einen besonders hohen Stellenwert als Heilmittel hat der Apfelessig, der aus Apfelwein hergestellt wird. In ihm sind alle Nährstoffe enthalten, die sich im Apfel finden. Aufgrund dieser vielen Mineralstoffe und Spurenelemente wirkt der Apfelessig im Organismus basisch, auch wenn man dies in Anbetracht des sauren Geschmacks nicht vermuten würde. Apfelessig gilt als besonderer »Stoffwechselbeschleuniger«.

Das ist zu beachten

+ Kaufen Sie Essig nur in Glasflaschen, denn aus Plastik lösen sich unter dem Einfluss von Säuren und Basen gesundheitlich bedenkliche Stoffe wie z. B. Weichmacher.
+ Bitte übertreiben Sie es nicht mit dem Essig: Er greift sonst den Zahnschmelz an.

Honig

Honig ist ein wichtiges Heilmittel für die »Küchen-Apotheke«, denn er löst sich in Wasser ebenso wie in Fett, ist selbst ein fantastisches Lösungsmittel, beispielsweise für ätherische Öle, also auch für Gewürze, und außerdem ein hervorragender Emulgator.

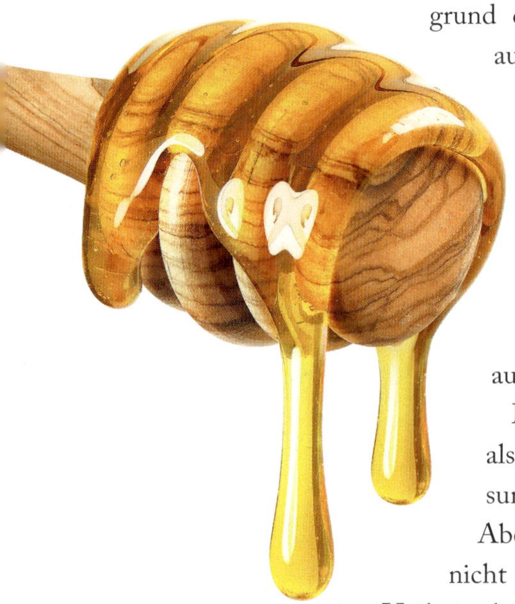

Ein Wort zur Nutzung von Honig vor dem Hintergrund des Artenschutzes. Ja, Bienen werden ausgebeutet, und die Massenimkerei, die Bienen unter extremen Stress setzt, ist grausam. Dass die artfremde Haltung und Ausbeutung in Kombination mit Klimaveränderungen und Pestiziden Bienen derartig schwächen, dass die Varoa-Milbe ein leichtes Spiel hat, muss jeden Verbraucher aufrütteln.

Mit den Rezepten in diesem Buch soll also keinesfalls einem gedankenlosen Konsum von Honig der Weg geebnet werden. Aber ich denke, gerade wenn man Honig nicht als Massenware, sondern als kraftvolles Heilmittel sieht und ihn dann bewusst bei einem artgerecht arbeitenden Imker am besten in der Nähe des Wohnortes kauft, ist dies ein wertschätzender Umgang mit dem Geschenk der Bienen.

Zur Heilwirkung: Honig enthält bis zu 80% Zucker (das Verhältnis von Einfachzucker – wie Frucht- oder Traubenzucker – und Mehrfachzucker hängt dabei von der Sorte ab) und 16–18% Wasser. Die restlichen 2–4% setzen sich aus Vitaminen, Mineralstoffen und Spurenelementen zusammen sowie Stoffen, die die Honigbiene selbst produziert. Letztere – es handelt sich beispielsweise um Enzyme – machen den Honig als Heilmittel so interessant. Sie sind der

Schlüssel für die heilende Wirkung des Honigs und seine Anwendungsbereiche: nämlich zur Stärkung, für die Nerven und als Schutz vor Keimen.

Man muss sich verdeutlichen: In einem Bienenstock ist es warm und sehr, sehr voll, er ist also der optimale Nährboden für die Vermehrung von Krankheitskeimen. Damit dies nicht passiert, versetzt die Biene den Nektar mit keimmindernden und antibakteriellen Substanzen. Auf diese Weise schützt die Biene sich selbst und ihre zahlreichen Artgenossen im Bienenstock.

Das ist zu beachten

+ Wenn Sie an Diabetes leiden, müssen Sie den Genuss von Honig an Ihren ärztlich abgestimmten Speiseplan anpassen.
+ Achten Sie auf gute Qualität des Honigs. Minderwertiger Honig »bringt nichts«. Kaufen Sie am besten direkt beim Imker.
+ Ein Tipp bei chronischen, infizierten, schlecht heilenden, schweren oder tiefen Wunden: Hier ist Schluss mit der Selbsthilfe, aber es gibt Wundverbandmittel mit medizinisch aufbereitetem Honig (Medihoney) zu kaufen, der in zahlreichen »In-vivo-Studien« (Untersuchungen an Patienten) sehr erfolgversprechende Ergebnisse zeigt.

Ingwer

Der Ingwer kommt zwar ursprünglich aus Südasien, er fand jedoch schon zu Zeiten der Römer seinen Weg nach Europa. Damals übrigens wurde hierzulande mit Ingwer das Bier gewürzt – daraus entstand später das Ginger Ale.

Die Familie der Ingwergewächse umfasst sage und schreibe 1400 Mitglieder. Verwandt ist der Ingwer u. a. mit der Gelbwurz (Kurkuma), die ebenfalls mehr und mehr von sich reden macht, mit dem Galgant, der in der Hildegard-Heilkunde eine große Rolle spielt, sowie mit dem Kardamom.

In der Heilkunde verwendet wird der frische oder getrocknete Wurzelstock, der vor allem ätherische Öle und Scharfstoffe enthält.

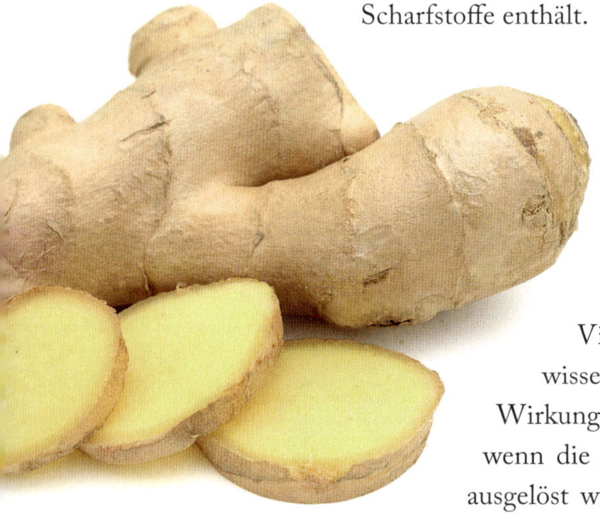

Der Ingwer ist mittlerweile sehr gut untersucht. In der amerikanischen Datenbank PubMed gibt es unter dem Stichwort »ginger« über 3000 Einträge, darunter 200 Studien. Viele positive Eigenschaften sind wissenschaftlich belegt, so z.B. seine Wirkung gegen Erbrechen, vor allem, wenn die Brechneigung durch Bewegung ausgelöst wird (konkret: bei Reiseübelkeit). Außerdem fördert Ingwer den Fluss von Speichel und Magensaft und wirkt galletreibend. All das bekommt der Verdauung gut.

Interessant ist der Blick auf den Ingwer aus Sicht der traditionellen Medizinsysteme. Hier wird er übereinstimmend als erwärmend beschrieben – und zwar in der asiatischen ebenso wie in der traditionellen europäischen Medizin.

Damit wird Ingwer immer dann interessant, wenn man unter einer »Kälte-Problematik« leidet. Das kann die sprichwörtliche Erkältung sein oder einfach ein kalter Wintertag, aber auch innere Kälte, kalte Füße und Hände oder Kältegefühl im Alter.

Der frisch gepresste Saft gilt in Fachkreisen als wirksamste Ingwer-Anwendung gegen Viren, also auch gegen Erkältungen oder grippale Infekte.

Äußerlich angewendet, wirkt Ingwer mild hautreizend und durchwärmend. Es entsteht eine tiefe Wärmewirkung, die sich auf den ganzen Körper ausbreiten, muskelentspannend und schmerzlindernd wirken kann.

Das ist zu beachten

+ Die moderate Anwendung der getrockneten Wurzel kann bei Übelkeit zu Beginn der Schwangerschaft helfen (s. Rezept Gingertea). In der fortgeschrittenen Schwangerschaft darf Ingwer nur noch wenig eingesetzt werden, am Ende sollte ganz darauf verzichtet werden.
+ Bei Gallensteinen sollte Ingwer vorsichtig dosiert werden.
+ Abzuraten ist von Ingwer, wenn bereits ein Hitzegefühl besteht, beispielsweise in den Wechseljahren, bei hohem Blutdruck, roten Schleimhäuten oder auch bei charakterlichen Hitzköpfen.
+ Achtung: Ingwer verstärkt die Wirksamkeit von bestimmten Antibiotika (Aminoglykoside).

Joghurt & Co.

Die Bezeichnung Joghurt kommt vom türkischen *yogurt,* was »gegorene Milch« bedeutet. Er ist ein fester Bestandteil der türkischen, bulgarischen, griechischen, aber z.B. auch der indischen Küche.

Der Verzehr von Kuhmilch und Kuhmilchprodukten ist mittlerweile in der Fachwelt umstritten. Übersäuerung bei hohem Konsum, Laktoseintoleranz, Milcheiweißallergie, Massentierhaltung, Homogenisierung, Pasteurisierung etc. sind die maßgeblichen Kritikpunkte. Einig sind sich jedoch moderate Befürworter darin, dass Joghurt und Dickmilch aufgrund der enthaltenen Milchsäurebakterien verträglicher sind als Frischmilch. Mittlerweile gibt es auch sehr schmackhafte pflanzliche Alternativen, z.B. Kokosmilch.

Joghurt entsteht durch die Fermentation von Milchsäurebakterien, wobei der Milchzucker teilweise abgebaut und in Milchsäure umgewandelt wird. Vermutlich ist die Geschichte des Joghurts so alt wie die der Milch, denn die Fermentation von Milch ist eine probate Methode, ihre Haltbarkeit zu verlängern.

Während ich an diesem Buch saß, habe ich mich viel damit beschäftigt, ob Heilmittel auch mit pflanzlicher Milch bzw. pflanzlichem Joghurt funktionieren. Ich glaube, dass ein großer Teil der Heilwirkung übertragbar ist (befeuchtend, kühlend, positive Effekte der Milchsäurebakterien – auch Joghurt auf pflanzlicher Basis wird mit ihnen hergestellt). Hausmittel mit Milchprodukten

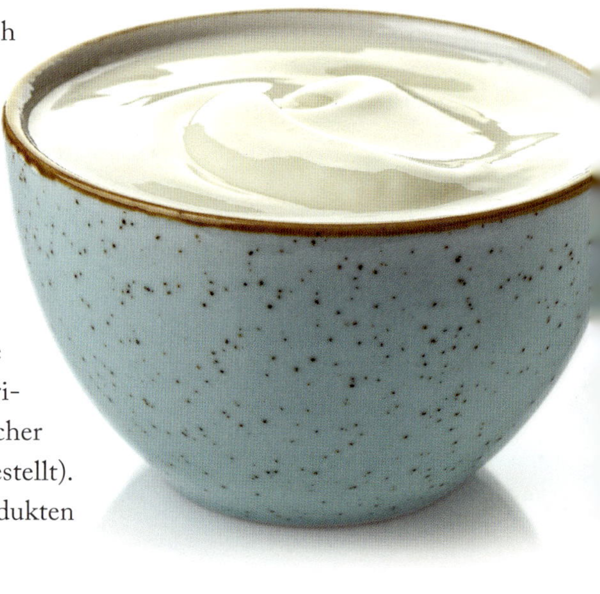

sind relativ wenig erforscht, sodass es vor allem Vermutungen darüber gibt, warum welches wirkt. Letztendlich muss man einfach ausprobieren, ob die Anwendungen mit pflanzlichen Produkten genauso gut helfen.

Produkte aus gesäuerter Milch werden innerlich wie äußerlich angewendet. Innerlich dienen sie vor allem der Besiedelung der Darmflora mit Milchsäurebakterien, gerade wenn diese angegriffen oder durch Medikamente belastet ist. Joghurt gilt als Mittel zur Langlebigkeit, insbesondere in Bulgarien. Da man heute wieder mehr erkennt, wie wichtig die Darmgesundheit ist, wird mittlerweile Lebensmitteln, die die Darmgesundheit fördern, mehr Beachtung geschenkt.

Äußerlich wirken gesäuerte Milchprodukte vor allem kühlend und befeuchtend, und sie werden immer dann eingesetzt, wenn es zu Hitzesymptomen kommt, ob nun beim Sonnenbrand oder bei heißen, roten Gelenken. Gerade Quark ist hier besonders praktisch, da er eine pastenartige Konsistenz hat. Er wirkt entzündungsmindernd, schmerzlindernd, abschwellend, reizlindernd und baut Blutergüsse schneller ab.

Das ist zu beachten

Wenden Sie Joghurt und Co. nicht an:

+ innerlich bei Gicht
+ weder innerlich noch äußerlich bei Unverträglichkeit von tierischem Eiweiß bzw. Milcheiweiß
+ äußerlich auf offenen Wunden

Kartoffel

Die Kartoffel ist ein besonders interessantes Gemüse, hat sie doch von den südamerikanischen Anden aus die ganze Welt erobert! Das allerdings hat eine Weile gedauert: Sie kam zunächst als Zierpflanze nach Europa – schließlich ist sie in Teilen giftig. Und dass die Knollen gekocht werden müssen, wusste man erst nicht. Heute ist die Kartoffel weltweit nach Reis und Weizen das am häufigsten konsumierte Lebensmittel.

Entgegen ihrem schlechten Image gehören Kartoffeln – in Form von Pellkartoffeln, Blech- oder auch abgekühlten Kartoffeln, in denen sich sogenannte »resistente Stärke« bildet – zu den gesündesten Lebensmitteln überhaupt. Problematisch sind dagegen Fertigprodukte aus Kartoffeln und sehr fettige und salzige Zubereitungen wie Pommes frites oder Chips (die aber, seien wir ehrlich, ab und an einfach sein müssen!).

Über ihre Eigenschaften als Heilmittel befragte ich vor einiger Zeit einen peruanischen Schamanen – der muss es wissen, dachte ich. Meine Frage lautete: Gibt es eine Körperregion, für die die Kartoffel besonders wichtig ist? Der Schamane lachte nur und rieb sich den Bauch. Ja, die Kartoffel gehört ins Zentrum des Menschen, denn sie nährt und wärmt.

Kartoffeln bestehen zu fast 80 % aus Wasser und enthalten praktisch kein Fett, der Rest sind leicht verdauliche Stärke (15 %), Proteine (2 %) und Ballaststoffe (2 %). Die Knollen sind sehr vitamin- und mineralstoffreich, wobei die Vitamine B_1, B_2, B_6 (nervenstärkend) und C (antioxidativ) sowie die Mineralstoffe Kalium und Magnesium (basisch) im Vordergrund stehen.

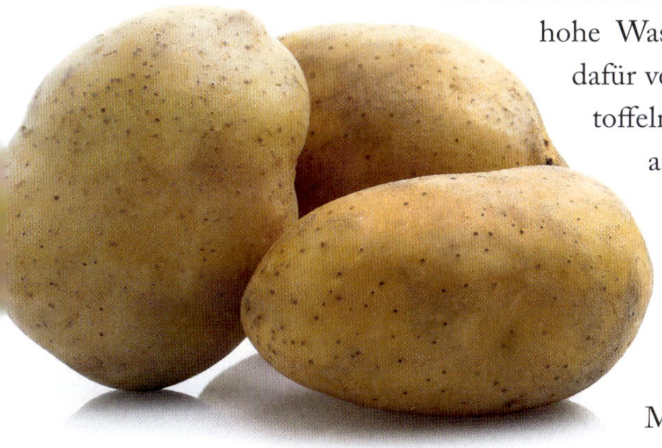

Als Heilmittel ist bei der Kartoffel zunächst der hohe Wasseranteil interessant: Er ist dafür verantwortlich, dass rohe Kartoffeln kühlen und gekochte lang anhaltende Wärmeträger sind. In beiden Fällen wird befeuchtet, das ist gut bei allen Beschwerden durch zu viel Trockenheit, z.B. bei einem festen Husten. Die Mineralstoffe wirken entsäuernd – ob innerlich bei Sodbrennen (sie neutralisieren die Magensäure) oder äußerlich über die Haut. Die Stärke wirkt beruhigend und vermutlich entzündungshemmend.

Kalium wirkt ausschwemmend, daher der Einsatz der Kartoffel in gemäßigten Fastenkuren. Dass Kartoffeln quasi fettfrei sind, freut auch die Leber, und das hat ebenfalls einen Detox-Effekt.

Das ist zu beachten

+ Verwenden Sie nur einwandfreie Kartoffeln. Das giftige Solanin (in grünen Stellen, Trieben) geht ins Kochwasser über und wird auch von der Haut aufgenommen.
+ Vorsicht bei der äußerlichen Anwendung gekochter Kartoffeln: Verbrennungsgefahr! Denken Sie daran: Die Kartoffelauflage »heizt nach«, das heißt, die Wärme auf der Haut nimmt nach dem Auflegen noch zu.
+ Kartoffelallergien sind selten, kommen aber als Kreuzallergie vor (z.B. mit Birken- oder Haselnusspollen).

Knoblauch

Es gibt wohl keine Epoche der Kulturgeschichte und kein Land, in dem der Knoblauch nicht zur Gesundheitsförderung und als Hausmittel eingesetzt wird. Die Anwendung gegen Pilze, Bakterien und Parasiten ist bereits aus der Antike bekannt.

Dass Knoblauch den Ruf hat, Vampire abzuwehren, verdeutlicht die Richtung, in die er wirkt: als Schutz vor Krankheitserregern und Infekten. So enthält die Knoblauchzehe Substanzen, die von der Pflanze zum Schutz vor sogenannten »Fraßfeinden«, beispielsweise Insekten, aktiviert werden können. Dieser Mechanismus, den man auch bei Zwiebeln, im Kohl, in Rettich oder Senfpflanzen findet, ist wirklich spannend: In der unversehrten Zelle liegen die Schutzstoffe der Pflanze in einer vorläufigen Form vor (damit die Pflanze sich nicht selbst attackiert). Erst wenn die Knoblauchknolle verletzt wird, kommt es zu einer enzymatischen Reaktion, bei der die eigentlich pharmakologisch wirksame Substanz gebildet wird. Beim Knoblauch heißt die Vorform Alliin und der daraus entstehende, antibiotisch wirkende Stoff Allicin. Genau das ist der Grund, warum eine unversehrte Knoblauchknolle nicht riecht und die Franzosen ein Gericht kennen, bei dem ein Hühnchen mit 40 Knoblauchzehen in der Schale gekocht wird – und diese Knoblauchzehen nach dem Garen aromatisch-süßlich schmecken, ohne die Schärfe des typischen Knoblauchgeschmacks.

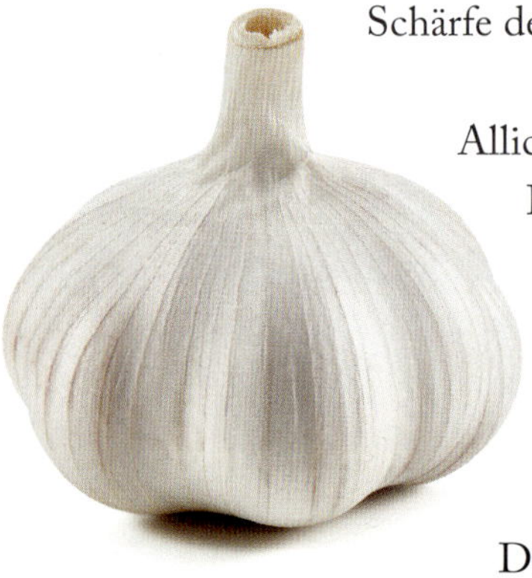

Allicin ist ein natürliches Antibiotikum. Es tötet Bakterien und Pilze und hemmt die Vermehrung von Viren. Heute weiß man, dass Allicin und vergleichbare pflanzliche Wirkstoffe in den oberen Darmabschnitten vom Körper aufgenommen werden, ohne die Darmflora zu stören (anders als chemisch-synthetische Antibiotika). Die Substanzen werden über das Blut auch zu den

Ausscheidungsorganen transportiert, zur Lunge und zur Niere. Auf dem ganzen Weg wirken sie keimmindernd.

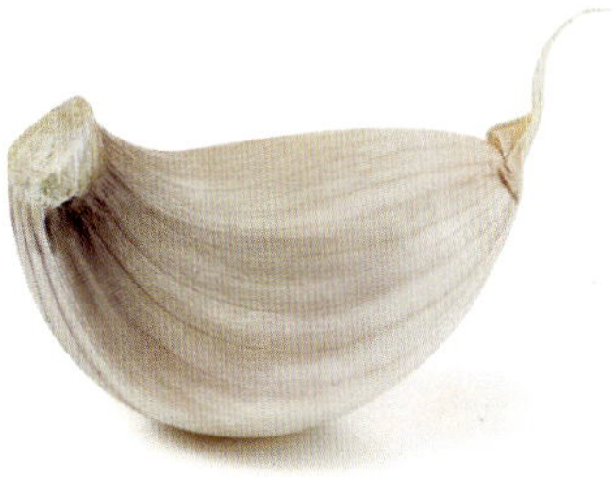

Dieser Wirkmechanismus ist vor allem für zwei Pflanzenfamilien typisch: die Kreuzblütler, zu denen alle Kohl- und Senfarten gehören, und die Liliengewächse mit Knoblauch, Zwiebel, Lauch und Schnittlauch.

Neben dem Alliin enthält Knoblauch viele Vitamine, Flavonoide und Phenolcarbonsäuren. In der Kombination wird daraus ein sehr guter Gefäßschutz, und es verwundert nicht, dass sich volksmedizinische Knoblauchrezepte zum einen im Bereich der Infektabwehr finden, zum anderen im Bereich Herz, Kreislauf und Blutgefäße.

Das ist zu beachten

+ Wenn Sie die wirksamen keimmindernden Schutzstoffe nutzen wollen, müssen die Knoblauchzehen gut zerkleinert werden, entweder in einer Knoblauchpresse oder, noch besser, auf einer Knoblauchreibe bzw. mit dem Messer auf einem speziellen Brettchen gequetscht.
+ Knoblauch kann die Wirkung gerinnungshemmender Medikamente verstärken. Bei Einnahme entsprechender Präparate sollten Sie unbedingt mit dem Arzt Rücksprache halten, bevor Sie größere Mengen Knoblauch zu sich nehmen.

Öl

Öl ist aus der Ernährung, aber auch aus der Körperpflege nicht wegzudenken. Und der Weg vom Essen bzw. von der Massage zur Heilkunde ist kurz.

Ich möchte an dieser Stelle zwei kleine Abstecher machen. Der erste geht in die Welt der Chemie. Hier gibt es quasi zwei »Welten«: wasserlösliche Substanzen zum einen, fettlösliche Stoffe zum anderen. Letztere – z.B. ätherische Öle – lösen sich in Öl, Essig und Alkohol. Das heißt: Öl ist ein wichtiges Lösungsmittel für Gewürze und Arzneipflanzen.

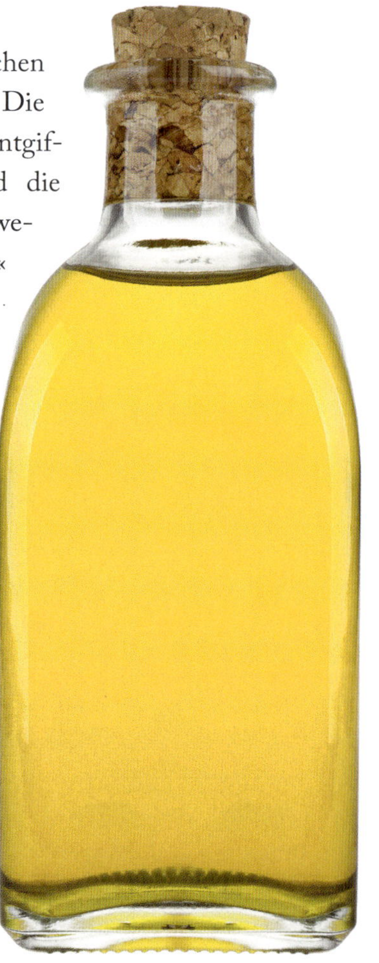

Der zweite Abstecher gilt dem naturheilkundlichen Verständnis der Haut und Schleimhäute: Die Haut – unsere äußere Oberfläche – wird als Entgiftungs- und Kontaktorgan gesehen, während die Schleimhäute von Verdauungstrakt und Atemwegen den Kontakt zwischen »innen« und »außen« darstellen. Haut und Schleimhäute haben eine große Bedeutung: sowohl zur Aufnahme von Nährstoffen als auch zur Ausleitung von Giften. Ihre Pflege dient also nicht nur einem kosmetischen Effekt. Gerade die alten Medizinsysteme – in Europa, China oder Indien – kombinieren daher gezielt Behandlungsmethoden, die von innen, aber auch von außen über die Haut ansetzen.

Öl hat hier einen wichtigen Stellenwert. Es wird seit jeher innerlich und äußerlich eingesetzt. Einerseits um zu schmieren, zu befeuchten und zu nähren sowie die Hautbarriere zu stabilisieren. Aber auch, um zu reinigen und fettlösliche Substanzen zu binden und abzutransportieren. Besonders im Ayurveda spielen Ölbehandlungen nicht nur eine wichtige Rolle in der täglichen Körperpflege (z. B. in Form von Nasenöl oder beim Ölziehen zur Mundpflege), sondern auch als medizinische Anwendungen: für Ganzkörpermassagen, Stirnguss etc. Sogar psychische Krankheiten werden mithilfe von Ölanwendungen (Kopfbäder) behandelt – ein hochinteressanter Ansatz.

Für den Hausgebrauch eignen sich Sonnenblumen-, Oliven-, Raps-, Kokos-, Sesam- und Mandelöl besonders. Sie haben jeweils eine etwas andere Zusammensetzung an gesättigten und mehrfach oder einfach ungesättigten Fettsäuren – lassen Sie sich hier am besten individuell beraten.

Das ist zu beachten

+ Achten Sie gerade bei Öl immer auf gute Qualität. Beziehen Sie Olivenöl am besten direkt von einem Produzenten – gerade bei Olivenöl wird besonders viel gepanscht, gemischt und gestreckt, das ist weder gesund noch nachhaltig.
+ Für die Haut am leichtesten aufzunehmen ist Mandelöl. Sie können es in gut sortierten Bioläden in der Lebensmittelabteilung kaufen, dort ist es günstiger als in der Apotheke.
+ Bewahren Sie Öle in **dunklen** Flaschen und am besten im Kühlschrank auf. Dadurch kann das Öl unten in der Flasche fest werden und ausflocken. Das hat etwas mit dem Anteil der einfach ungesättigten Fettsäuren zu tun, ist aber ohne Einfluss auf die Qualität.

Reis

Ein bisschen unscheinbar kommt das weiße Korn daher – und hat dabei eine ganz besondere Eigenschaft: Reis ist wohl das verträglichste Lebensmittel, das es gibt, und außerdem glutenfrei, also geeignet für alle, die Gluten meiden müssen oder reduzieren wollen. Zudem gilt Reis als hypoallergen, das heißt, es gibt nur sehr wenige Menschen, die auf Reis allergisch reagieren. Bei sogenannten Eliminationsdiäten, das heißt, wenn ausgetestet werden soll, ob bei einer Person Nahrungsmittelunverträglichkeiten vorliegen, dann stellt in der Regel Reis zunächst die Basis der Ernährung dar. Andere Lebensmittel werden dann nach und nach dazugenommen und beobachtet, ob Symptome auftreten. Beim Reis ist das fast nie der Fall (wobei manche Menschen auf Naturreis mit Blähungen reagieren).

Was man sich also beim Reis merken kann, sind die Stichworte: mild, verträglich und nahrhaft. Das in diesem Buch vorgestellte Congee, das in seiner einfachsten Form nur aus Reis und Wasser besteht, gilt als das am besten verträgliche Gericht überhaupt. Sogar Säuglinge können es verdauen. Es wirkt stärkend, entschlackend und entgiftend. Reis enthält vor allem Kohlenhydrate in Form von Einfach- und Mehrfachzuckern, daneben Proteine, Ballaststoffe, Fette, die Mineralstoffe Natrium, Magnesium, Kalium, Kalzium und Phosphor sowie die Spurenelemente Mangan, Kupfer, Selen, Zink und Eisen.

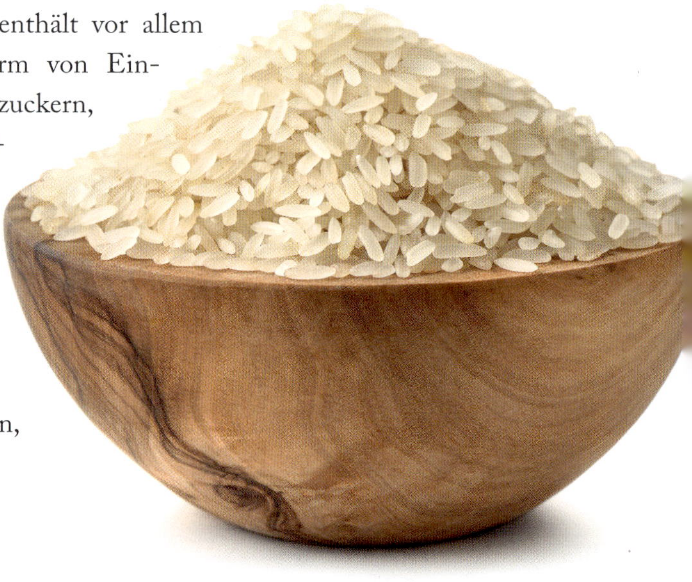

Als Heilmittel wird Reis vor allem bei Beschwerden des Verdauungstraktes eingesetzt, in der Rekonvaleszenz, außerdem im Rahmen von Fasten- oder Detox-Kuren. Mittlerweile wird von biologischen Krebsärzten beispielsweise auch das Reis-Apfel-Fasten zur Vorbereitung auf eine Chemotherapie empfohlen.

Aber der Reis hat noch eine zweite besondere Eigenschaft: Er bindet Wasser (deshalb werden in den Salzstreuer einige Reiskörner gegeben) und quillt darin extrem nach. Das führt zu dem erstaunlichen Umstand, dass Reis in der Volksmedizin und Naturheilkunde – als Reiswasser oder lange gekochter Reis – sowohl bei Durchfall als auch bei Verstopfung eingesetzt wird. Offensichtlich harmonisiert Reis grundsätzlich die Verdauung – auch bei kleinen Kindern.

Auch äußerlich, in der Haut- und Haarpflege, dient Reis dem Nähren, Beruhigen und Befeuchten.

Das ist zu beachten

+ In letzter Zeit gab es immer wieder Diskussionen um die Schadstoffbelastung von Reis, insbesondere mit Arsen. Ich wäre daher zurückhaltend mit Reiswaffeln und würde grundsätzlich empfehlen, in der Küche immer wieder die Reissorten zu wechseln. Es gibt ja so viele spannende Varianten – Langkorn, Rundkorn, Mochi, Wildreis, roter Reis, Jasminreis, Basmati ... In jedem Fall sollten Sie Reis vor der Verwendung möglichst einweichen und vor dem Kochen gut waschen.
+ Je länger die Kochzeit oder das Nachquellen, desto bekömmlicher wird der Reis.

Salz

Um zu verstehen, wie Salz als Heilmittel wirkt, sollten Sie Folgendes wissen: In der Chemie werden als »Salze« Verbindungen bezeichnet, die – stark vereinfacht – aus positiv und negativ geladenen Ionen bestehen. Während Kochsalz nur aus Natrium- und Chloridionen besteht, enthalten Meer- und Steinsalz darüber hinaus weitere Mineralstoffe.

Salz bindet Wasser – und zwar auch im Körper. Innerhalb der Zelle sorgt es dafür, dass Wasser gebunden bleibt und nicht ausgeschieden wird. Bei starkem Salzverlust durch Schwitzen, Durchfall oder Nierenerkrankungen kommt es daher zur Austrocknung, weil das Salz im Körper fehlt, um Wasser zu binden.

Vielleicht erinnern Sie sich noch dunkel an den Chemieunterricht und an das Prinzip der Osmose: kurz gesagt, dass unterschiedliche Konzentrationsgefälle nach einem Ausgleich streben. Das ist auch im Körper so. Allerdings sind die Zellmembranen im Körper nicht für alle Stoffe gleichermaßen durchlässig. Besteht auf den beiden Seiten einer Zellwand ein Konzentrationsgefälle, so tritt – im einfachsten Falle – das Wasser durch die Membran (Zellwand) in Richtung der stärkeren Konzentration über, bis sich das Gefälle ausgeglichen hat. Auf diesem Mechanismus beruht

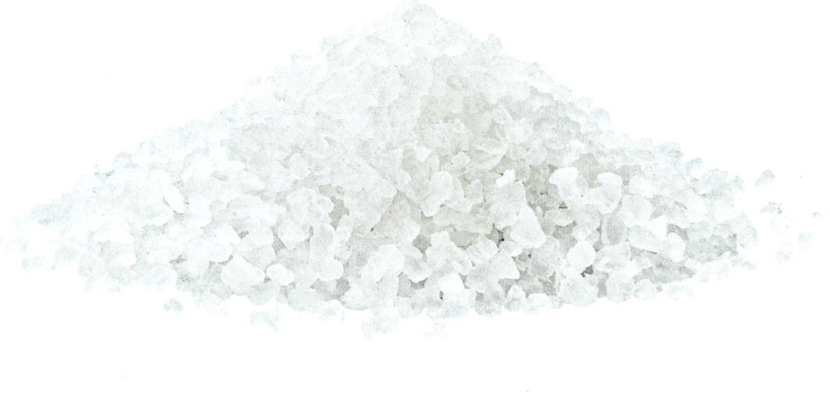

z.B. die Wirkung von Abführsalzen (Glaubersalz): Das Salz bindet im Darm das Wasser, und dadurch wird der Stuhl verflüssigt.

Je nach Salzkonzentration lassen sich verschiedene Wirkungen erzielen: Entspricht die Salzkonzentration der unserer Körperflüssigkeit – das ist die isotonische Kochsalzlösung von 0,9 % (d.h. es kommen 9 g Salz auf 1 l Wasser) –, werden die Schleimhäute mechanisch gereinigt, mit Mineralien versorgt und befeuchtet. Wählt man eine höhere Konzentration, so »zieht« das das Blut in die entsprechende Region. Ist also, z.B. bei einem Fußbad, die Salzkonzentration im Badewasser höher als in den Körperzellen, wird das Blut in Richtung der Füße bewegt und damit dort die Durchblutung angeregt, während der Kopf entlastet wird.

In der Naturheilkunde gibt es eine Vielzahl von Salzanwendungen. Sie beschreibt die Wirkung des Salzes als durchblutungsanregend, abschwellend, antientzündlich, die Wundheilung fördernd und besonders geeignet für Menschen mit Neigung zu Allergien. Als Anwendungsgebiete gelten Schwellungen und Wasseransammlungen im Gewebe, z.B. bei Venenerkrankungen oder Verstauchungen, daneben Schnupfen und Nasennebenhöhlenentzündungen.

Das ist zu beachten

+ Verwenden Sie möglichst kein Kochsalz, sondern Stein- oder Meersalz.
+ Kein Salzfußbad bei Krampfadern.
+ Keine Anwendung von großflächigen Salzanwendungen bei Blutdruckproblemen.
+ Brechen Sie die Anwendung ab, wenn es zu einer unerwarteten Reaktion (Schwitzen, Hautrötung etc.) kommt.

Zitrone

Essig, Knoblauch, Zwiebel – all das sind Heilmittel, die nicht ganz so gut riechen oder schmecken wie die Zitrone. Denn auch das ist in der »Küchen-Apotheke« zu bedenken: dass das hier fabrizierte Heilmittel auch vom »Patienten« akzeptiert werden muss. Und zwar von quengeligen Kleinkindern ebenso wie von kritischen Zeitgenossen, die Hausmitteln grundsätzlich skeptisch gegenüberstehen.

Wichtige Inhaltsstoffe der Zitrone sind neben dem Vitamin C vor allem die Fruchtsäuren und das ätherische Öl. Letzteres findet sich maßgeblich in der Fruchtschale. Darüber hinaus enthält die Zitrone Bitterstoffe und – man glaubt es kaum – die bereits beim Apfel ausführlich beschriebenen Pektine.

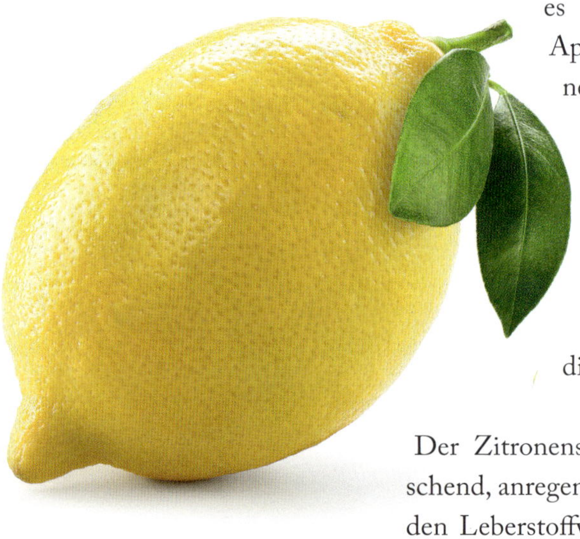

Man kann davon ausgehen, dass die volksmedizinischen Anwendungen mit ganzer Zitrone, Zitronensaft oder -schale all diese Inhaltsstoffe nutzen.

Der Zitronensaft wirkt vor allem erfrischend, anregend und belebend. Er fördert den Leberstoffwechsel und verbessert damit die Fettverdauung, aber auch die Entgiftung. Obwohl die Zitrone sauer schmeckt, enthält sie doch so viele Mineralstoffe, dass nach der Verstoffwechslung im Körper ein Basenrest zurückbleibt, sie ist also basenüberschüssig und kann somit einen Säureüberschuss im Körper ausgleichen. Vitamin C übrigens ist ein Top-Antioxidans, sprich, es verlangsamt die Zellalterung. So gibt es Hinweise aus wissenschaftlichen Studien, dass sich mit einem häufigen Konsum von Zitrusfrüchten das Risiko für eine

Demenz senken lässt. Ebenfalls sehr empfehlenswert ist etwas Zitronensaft zu jeder Mahlzeit, wenn ein Mangel an Magensäure vorliegt.

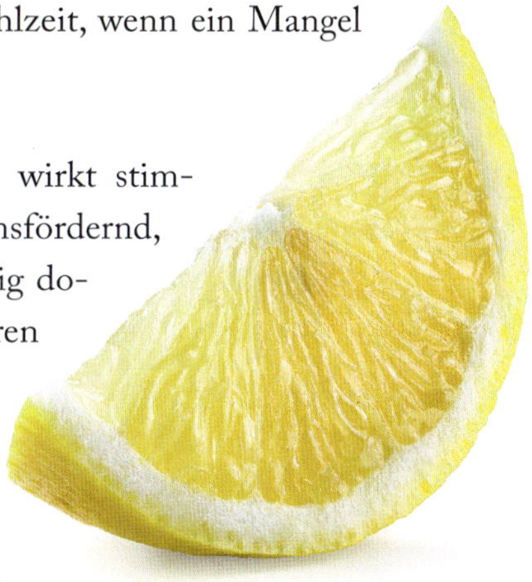

Das ätherische Öl der Zitrone wirkt stimmungsaufhellend, konzentrationsfördernd, belebend und aktivierend. Niedrig dosiert kann es auch harmonisieren und beruhigen. Zudem konnte im ätherischen Öl der Zitrone auch eine desinfizierende Wirkung festgestellt werden. Dies erklärt beispielsweise den Einsatz bei Lippenherpes.

Das ist zu beachten

+ Wer empfindlich ist, sollte keinen Zitronensaft auf nüchternen Magen zu sich nehmen.
+ Zitronensaft greift den Zahnschmelz an. Daher gilt hier: nicht übertreiben.

Zwiebel

Die Zwiebel ist die älteste kultivierte Lauchart weltweit. Bereits 4000 v. Chr. bauten die Chaldäer Zwiebeln an. Ägyptische Wandmalereien in Tempeln und Funde in Grabkammern liefern ein Zeugnis davon, wie sehr die Pflanze verehrt wurde. Legendär ist die Geschichte, dass die Arbeiter an der Cheopspyramide mit Lauch, Knoblauch und großen Mengen Zwiebeln versorgt wurden, um ihre Gesundheit und Leistungsfähigkeit zu erhalten.

Dabei ging es stets nicht nur um den Genuss, sondern auch um die Heilkraft der Zwiebel. So berichteten bereits Dioskurides und Plinius in antiken Schriften ausführlich über die Wirkung der Küchenzwiebel: Sie beschreiben sie als appetitanregend, reinigend und erweichend.

Zwiebeln wirken entzündungsmindernd und antibakteriell, blutfett- und blutdrucksenkend, antiasthmatisch und antiarteriosklerotisch. Bei den wirksamen Inhaltsstoffen handelt es sich um Farbstoffe, insbesondere die gefäßwirksamen Flavonoide, zahlreiche Mineralien und Spurenelemente sowie viel Vitamin C und Vitamine der B-Gruppe. Wie beim Knoblauch liegen Senföle in Vorformen in der Zelle vor. Erst wenn die Zwiebel zerschnitten wird und die einzelnen Inhaltsstoffe, die zuvor fein säuberlich in verschiedenen Zellkompartimenten untergebracht waren, miteinander reagieren, werden die endgültigen Senföle (die uns beim Schälen manchmal zum Weinen bringen) gebildet.

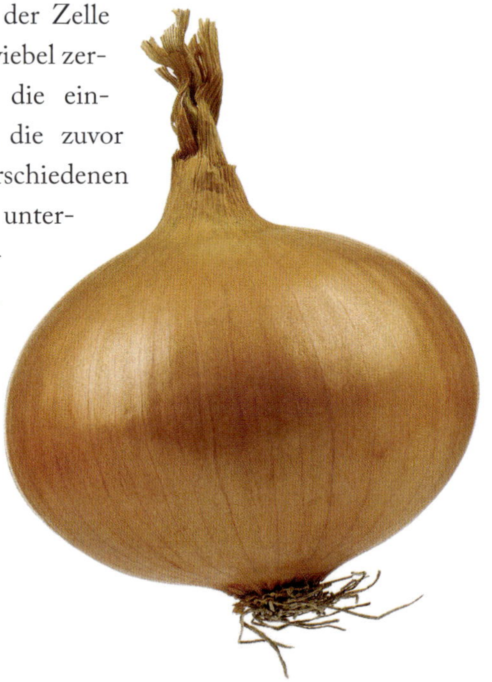

Zwiebeln werden als Heilmittel vor allem als pflanzliches Antibiotikum eingesetzt. Der regelmäßige Genuss von Zwiebeln wirkt sich positiv auf den Blutdruck und das Blutbild aus und beugt somit auch Gefäßerkrankungen vor. Neben dieser innerlichen Einnahme spielte die Zwiebel stets auch als Mittel für äußerliche Auflagen, z.B. bei Insektenstichen, eine große Rolle in der Naturheilkunde.

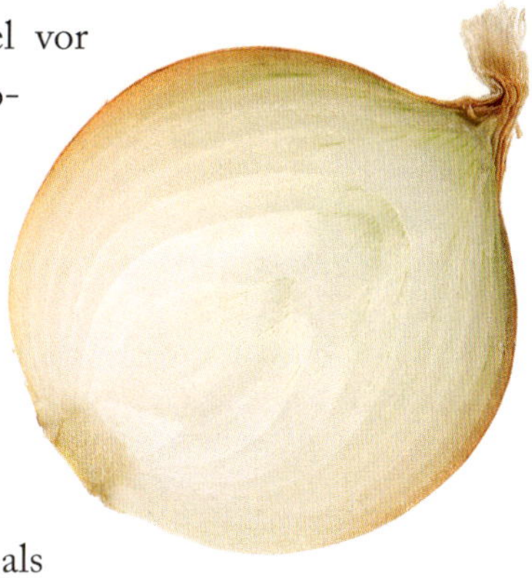

Das ist zu beachten

+ Nahrungsmittelallergien auf Zwiebeln sind eher selten, allerdings gibt es Menschen, die rohe Zwiebeln nicht gut vertragen und dann unter Blähungen leiden.
+ Zwiebeln können sehr heiß werden – Achtung bei der Anwendung als warme Kompresse.
+ Anwendungen mit Zwiebeln sollten stets frisch zubereitet werden.

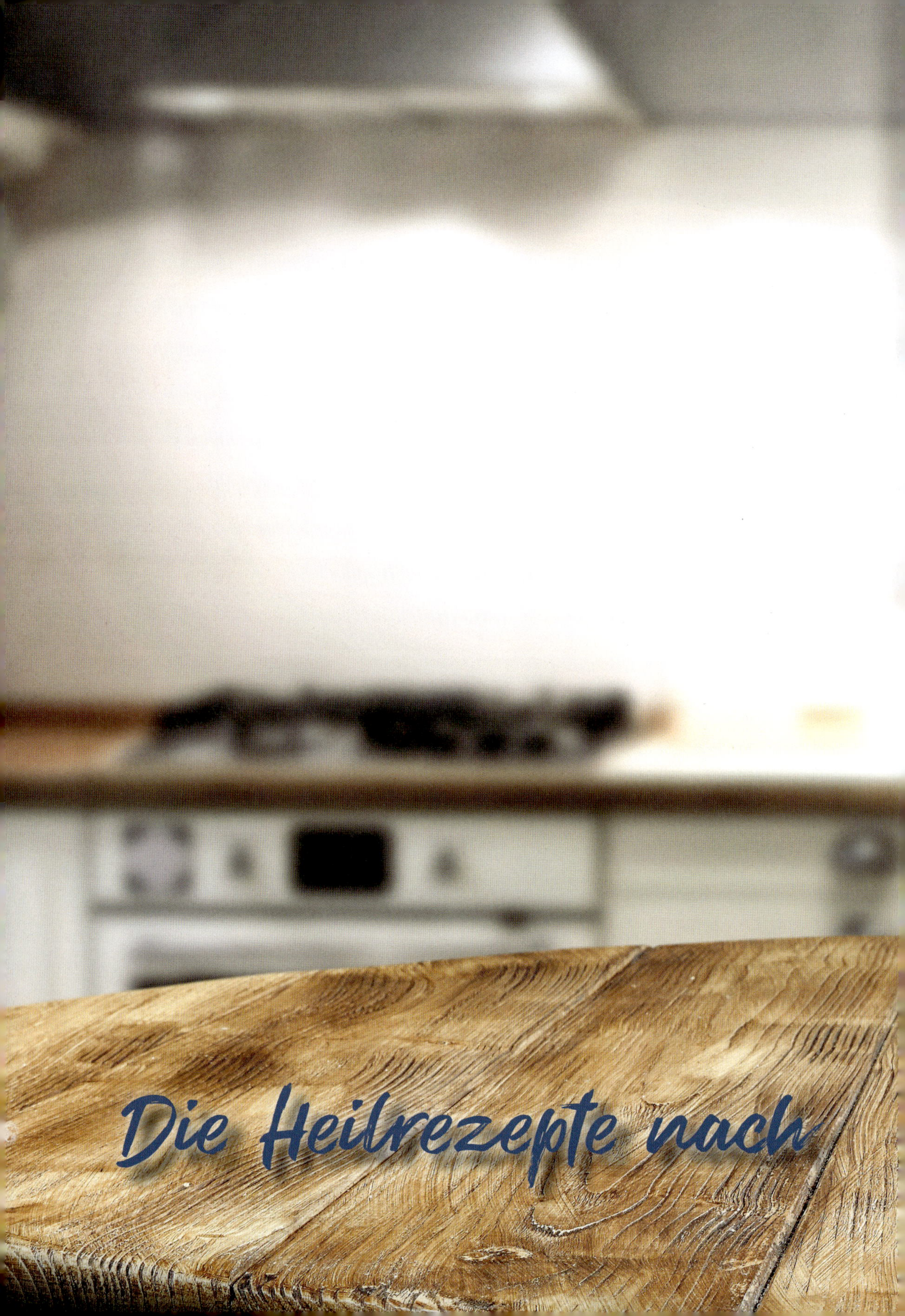

Die Heilrezepte nach

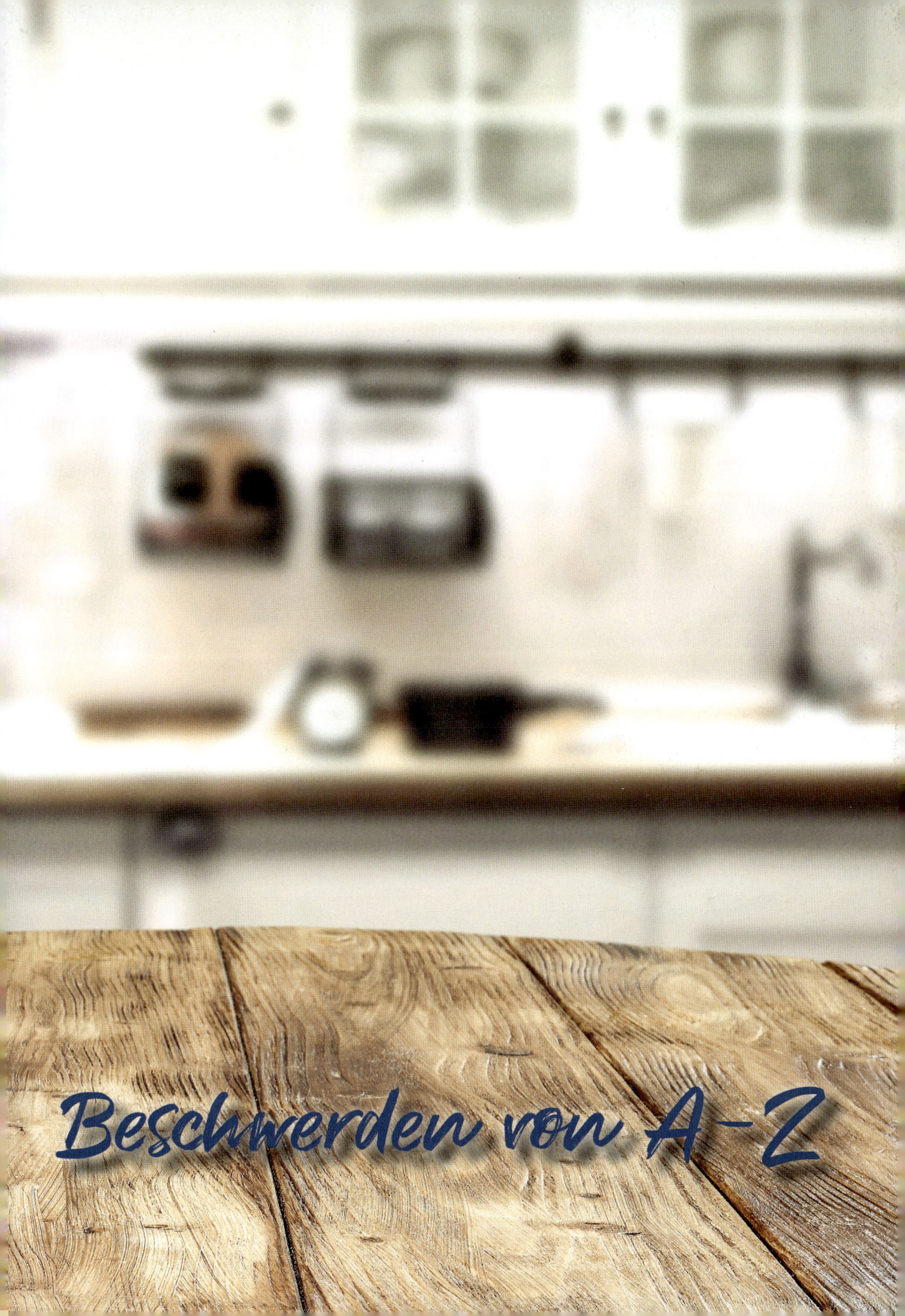

Beschwerden von A–Z

Aus Nordindien

QUICK GINGER LIME PICKLE

zur Abwehrstärkung für jeden Tag

Das brauchen Sie:

200 g frischen Ingwer

1 sauberes Schraubglas

Saft von 2 mittelgroßen Zitronen (original: Limonen)

1–2 TL Salz

nach Belieben: 4 klein geschnittene grüne Chilischoten und/oder

1 in grobe Stücke geschnittene gewaschene Biozitrone (oder -limone)

So geht's:

Den Ingwer schälen, in sehr feine Streifen schneiden (Julienne), in ein Schraubglas geben, Zitronensaft und Salz hinzufügen. Nach Belieben Chilis und Zitronenstücke dazugeben. Gut vermischen. Das Pickle wie ein Chutney teelöffelweise als Beilage genießen.

Wichtige Hinweise und Empfehlungen:

Die Mischung sollte im Kühlschrank aufbewahrt werden. Der Zitronensaft regt die Leber an, der Ingwer aktiviert die Darmtätigkeit.

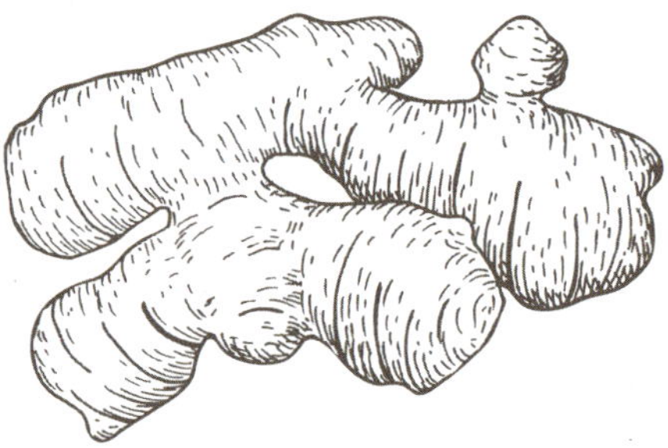

Spannend zu wissen:

Diese Mischung findet man, so Frau Prof. Asha Gupta, in den meisten Haushalten in Nordindien. Das Pickle wird vor allem zu Paratha – frisch in der Pfanne gebackenen, köstlichen Fladenbroten – gereicht, einem typischen nordindischen Frühstück, außerdem als Ergänzung zum Mittag- oder Abendessen.

Dabei hilft's:

+ als tägliche Portion Gesundheit

REIS UND ROTATION

bei versteckten Allergien

Aus Deutschland

So geht's:

Machen Sie einen Entlastungstag mit einer Basenbrühe (siehe dort). Danach essen Sie zunächst 2–3 Tage nur Reis mit etwas Meersalz. Geben Sie dann langsam ein Nahrungsmittel nach dem anderen dazu (alle 2 Tage ein neues Lebensmittel) und beobachten Sie, ob es zu einer Reaktion kommt. Den Anfang können Sie mit etwas kalt gepresstem Olivenöl machen. Relativ sicher verträglich sind üblicherweise Birnenkompott, Süßkartoffeln, Kürbis. Wenn auf diese Lebensmittel keine Reaktion erfolgt, können Sie auch kritischere Lebensmittel einzeln ergänzen, um zu sehen, wie sie Ihnen bekommen. Seien Sie besonders aufmerksam bei Ihren Lieblingsspeisen und -getränken, auf die Sie einen echten Heißhunger haben. Manchmal versteckt sich genau dahinter eine Allergie.

Wichtige Hinweise und Empfehlungen:

Die »echte Rotationskur« ist deutlich strenger, ich denke aber, mit dieser Variante ist schon einmal viel gewonnen. Die Sensibilität für den eigenen Körper wird erhöht, man ist Detektiv in eigener Sache und kommt vielleicht der einen oder anderen Nahrungsmittelunverträglichkeit oder versteckten Allergie auf die Spur, ohne dass es zu Nährstoffdefiziten kommt. Die Kur sollte nicht länger als 2 Wochen dauern. (Achtung: Wenn möglich, Vollkornreis verwenden und ggf. Nährstoffe ersetzen, wenn diese verträglich sind.)

Getrunken werden sollte zunächst nur Wasser.

Gut verträglich ist meist auch Fencheltee.

Unterstützt werden kann die Kur durch abendliche warme Fußbäder mit Zusatz von 2 Esslöffeln Meer- oder Steinsalz (kein Kochsalz). Anschließend die Fußsohlen massieren.

Das brauchen Sie:

für den Anfang Reis

viel Geduld

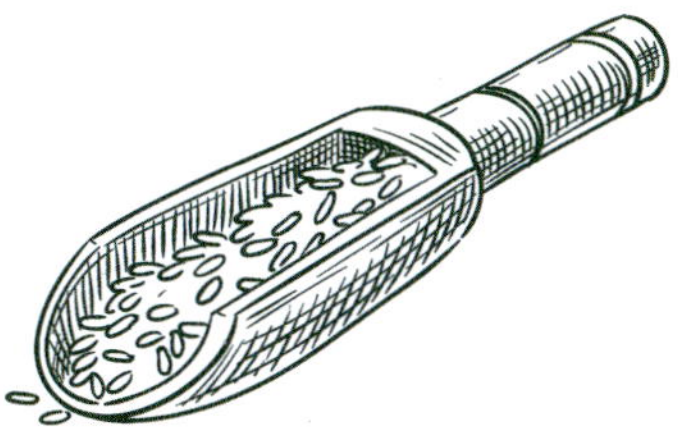

Dabei hilft's:

+ Allergien
+ verschiedenste diffuse, chronische und therapieresistente Beschwerden

Aus Deutschland

BASENBRÜHE

Anti-Aging

Das brauchen Sie:

Auf 1 l Wasser:

500 g Wurzelgemüse (z. B. Kartoffeln, Möhren, Sellerie)

1 Prise Salz

nach Belieben: Ingwer und Cayennepfeffer

1 EL frische Kräuter

So geht's:

Das Gemüse waschen, putzen, in kleine Würfel schneiden, mit 1 Liter Wasser zum Kochen bringen, auf kleinster Flamme 20 Minuten köcheln lassen. Abseihen, salzen, nach Belieben mit Ingwer und Cayennepfeffer würzen. Mit frischen Kräutern bestreuen und servieren.

Wichtige Hinweise und Empfehlungen:

Das Rezept eignet sich als Fastenbrühe, wenn das Gemüse komplett abgesiebt wird (pro Liter unter 5 kcal). Ein Teil des Gemüses kann aber auch püriert werden. Als leichte Mahlzeit wird das Gemüse mitgegessen.
Die Gemüsebrühe lässt sich sehr gut einfrieren und auch in einer Thermoskanne mitnehmen.
Für eine etwas schärfere Variante Ingwer und Cayenne einige Minuten vor Ende der Garzeit dazugeben.

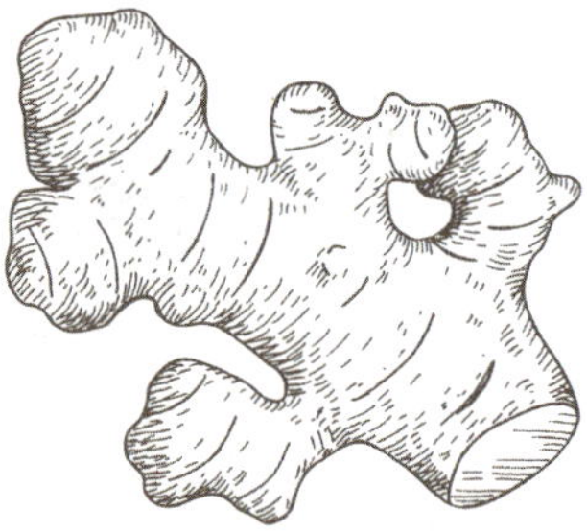

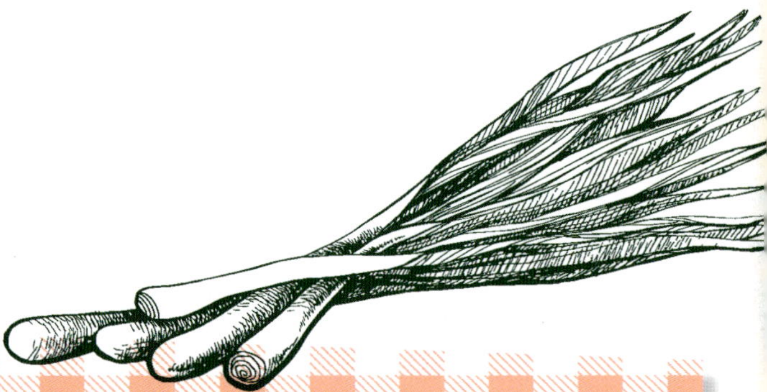

Dabei hilft's:

+ Abgespanntheit
+ Stressempfindlichkeit, Gereiztheit
+ Empfindlichkeit gegenüber Lärm, Licht, Kälte, Nässe
+ Wadenkrämpfe
+ verspannte Muskeln
+ Hautunreinheiten
+ Darmträgheit
+ Mundgeruch
+ verstärktes Schwitzen, aber auch trockene Schleimhäute
+ Infektneigung
+ Süßhunger
+ zunehmende sexuelle Lustlosigkeit
+ rheumatische Erkrankungen

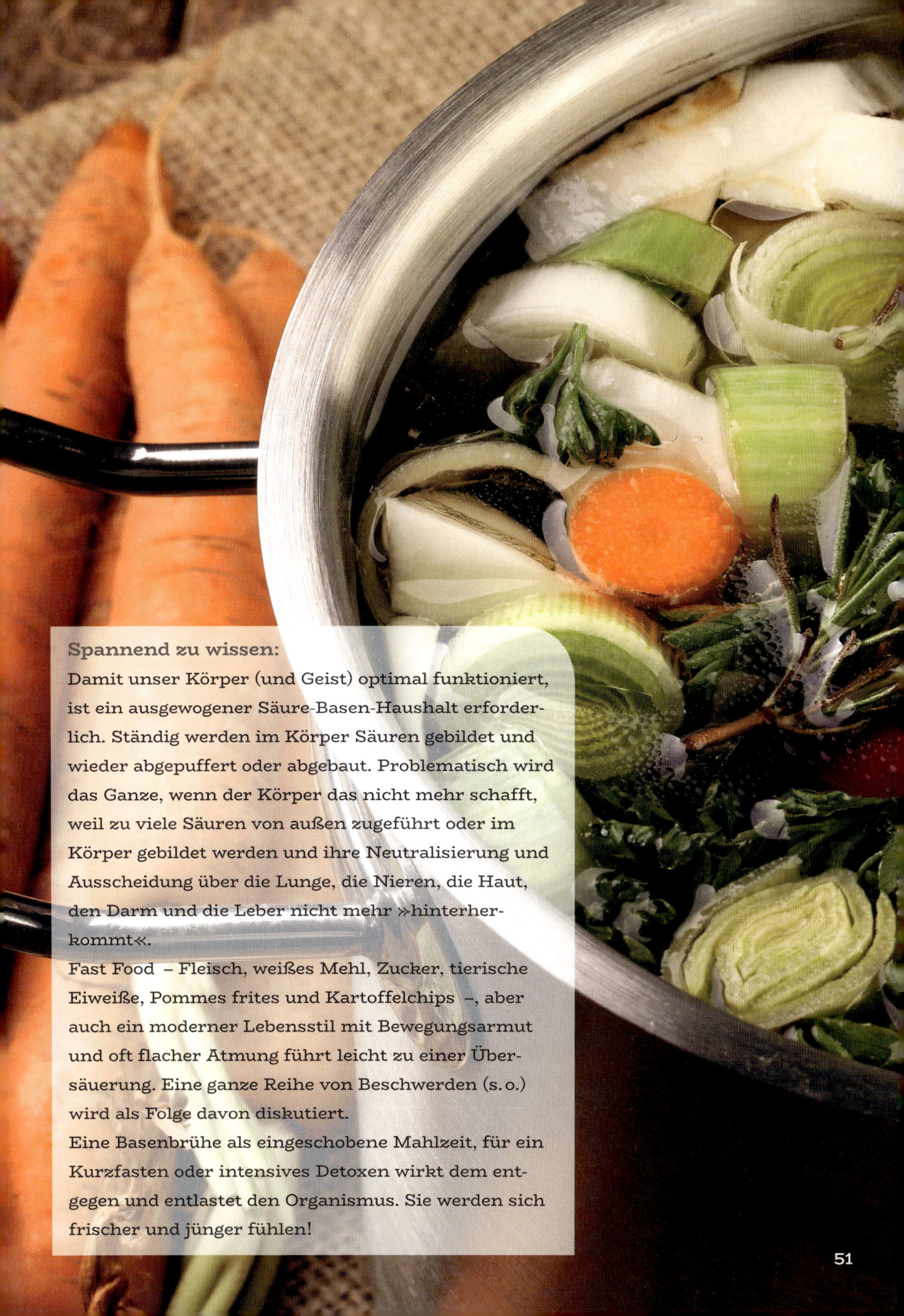

Spannend zu wissen:
Damit unser Körper (und Geist) optimal funktioniert, ist ein ausgewogener Säure-Basen-Haushalt erforderlich. Ständig werden im Körper Säuren gebildet und wieder abgepuffert oder abgebaut. Problematisch wird das Ganze, wenn der Körper das nicht mehr schafft, weil zu viele Säuren von außen zugeführt oder im Körper gebildet werden und ihre Neutralisierung und Ausscheidung über die Lunge, die Nieren, die Haut, den Darm und die Leber nicht mehr »hinterherkommt«.
Fast Food – Fleisch, weißes Mehl, Zucker, tierische Eiweiße, Pommes frites und Kartoffelchips –, aber auch ein moderner Lebensstil mit Bewegungsarmut und oft flacher Atmung führt leicht zu einer Übersäuerung. Eine ganze Reihe von Beschwerden (s. o.) wird als Folge davon diskutiert.
Eine Basenbrühe als eingeschobene Mahlzeit, für ein Kurzfasten oder intensives Detoxen wirkt dem entgegen und entlastet den Organismus. Sie werden sich frischer und jünger fühlen!

Aus Polen

DIE SALATSOSSE DER 90-JÄHRIGEN

Anti-Aging

Das brauchen Sie:

Für 2 Portionen:

½ Knoblauchzehe

1 EL flüssigen Honig

1 EL Zitronensaft

4 EL Öl

Salz (am besten Meersalz)

Pfeffer (am besten schwarz)

So geht's:

Den Knoblauch pressen oder auf einem Brett hacken, dann mit einem Messer zusätzlich zerdrücken und in eine Schüssel geben. Honig und Zitronensaft dazugeben und vermischen, dann das Öl hinzufügen. Mit Salz und Pfeffer abschmecken.

Darauf sollten Sie achten:

Das Öl langsam dazugeben, sodass sich alle Zutaten gut verbinden.

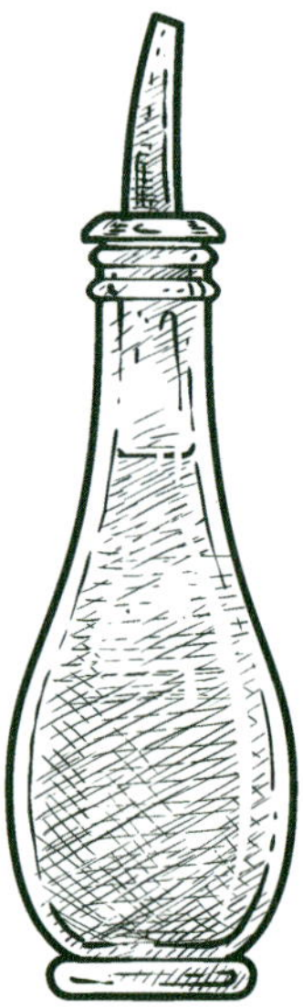

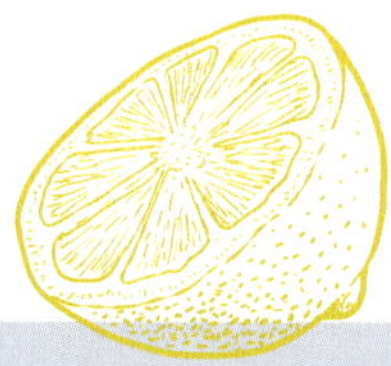

Spannend zu wissen:

Dieses Rezept stammt von Ewa, die in Polen nahe der ukrainischen Grenze zu Hause ist.

Über Jahre hat sie mit dieser Salatsoße meinen Vater, der 90 Jahre alt wurde, verwöhnt. Dieses Dressing hat alles, was man braucht, um gesund zu bleiben, und schmeckt zudem noch köstlich.

Dabei hilft's:

+ als tägliche Portion Gesundheit, ganz nebenbei

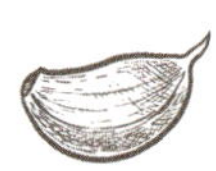

GEKEIMTER REIS

Anti-Aging

Aus Japan

So geht's:

Den Reis mehrmals waschen, in eine (plastikfreie) Schale geben, mit Wasser bedecken, zudecken und bei Raumtemperatur über Nacht stehen lassen (im Winter in der Nähe der Heizung). Am nächsten Tag den gekeimten Reis gut spülen und wie gewohnt weiterverwenden und kochen.

Wichtige Hinweise und Empfehlungen:

Sie können den Reis auch in grünem Tee keimen lassen. Gekeimter Reis enthält mehr Ballaststoffe als »normaler« Reis, eine dreifach höhere Menge der Aminosäure Lysin und das Fünffache an GABA (Gamma-Amino-Buttersäure), einem Botenstoff, der u.a. die Nierenfunktion verbessert.

Das brauchen Sie:

1 Teil Vollkornreis

2 Teile Wasser

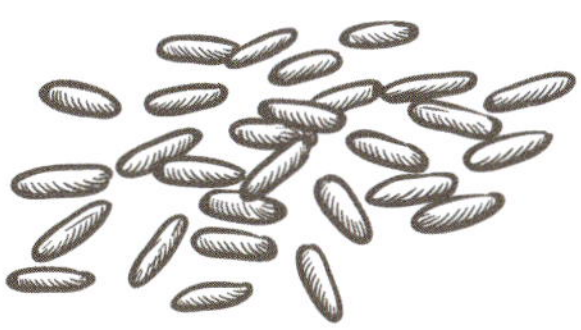

Spannend zu wissen:

Das Blue-Zone-Projekt von Dan Buettner ist hochinteressant. Dabei kam heraus, dass Menschen in manchen Regionen der Welt deutlich älter werden als in anderen und warum dies so ist. Die Blue Zones sind Okinawa in Japan, Sardinien in Italien, Nicoya in Costa Rica, Icaria in Griechenland, Loma Linda in Kalifornien. Als eines der Langlebigkeits-Geheimrezepte der Japaner in Okinawa gilt dieser gekeimte Reis.

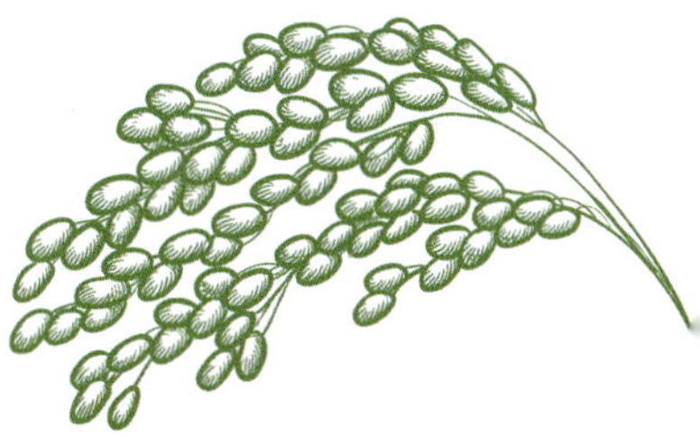

Dabei hilft's:

+ Anti-Aging
+ Detox
+ Mineralien- und Nährstoffzufuhr

Aus den USA

SWITCHEL AUS BIG APPLE

Anti-Aging

Das brauchen Sie:

Für 2 Portionen:

½ Tasse Bioingwer, roh oder als Saft

3 Tassen Wasser

¼ Tasse Apfelessig

2 TL Honig

2 TL Zitronensaft

evtl. 1 sauberes Schraubglas

So geht's:

Es gibt zwei Zubereitungsvarianten – die (originale) Köchel- und die »Raw«-Methode.

Bei der Köchelmethode den Ingwer schälen, klein schneiden, in einen Topf mit dem Wasser geben, aufkochen und 15 Minuten ziehen lassen. Derweil Apfelessig, Honig und Zitronensaft mischen. Das Ingwerwasser etwas abkühlen lassen und durch ein Sieb dazugeben.

Bei der Raw-Methode den Ingwer waschen, grob putzen, klein schneiden, mit Apfelessig, Honig und Zitronensaft in den Mixer geben, pürieren. Einen Löffel dieser Mischung in ein Glas geben und mit Wasser auffüllen. Den Rest in ein Schraubglas füllen und bis zur Verwendung verschlossen im Kühlschrank aufbewahren.

Wichtige Hinweise und Empfehlungen:

Der Ingwer wirkt stoffwechselanregend, der Apfelessig führt dem Körper Mineralien zu, und der Zitronensaft versorgt den Körper mit Vitamin C.

Wenn Sie dieses Getränk in größeren Mengen konsumieren, sollte der Honig teilweise durch Birkenzucker oder Stevia ersetzt werden.

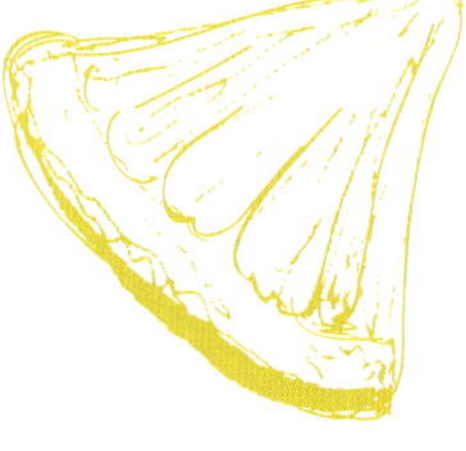

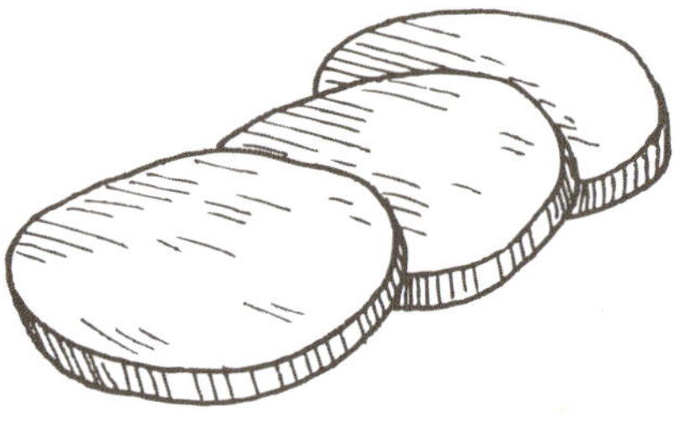

Dabei hilft's:

\+ als Energy-Boost

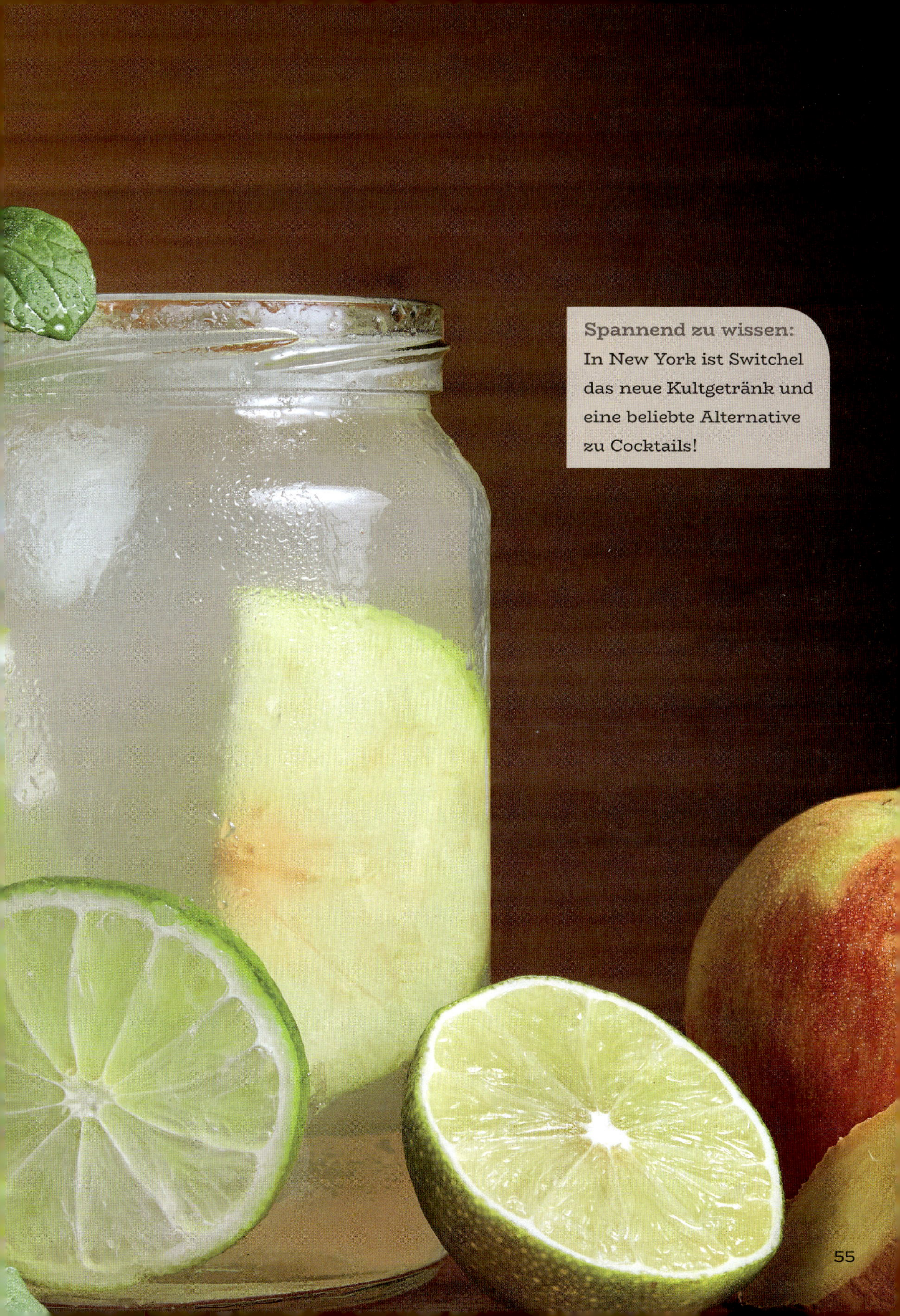

Spannend zu wissen:
In New York ist Switchel das neue Kultgetränk und eine beliebte Alternative zu Cocktails!

Weltweit

KNOBLAUCH-ZITRONE-ELIXIER

bei Arteriosklerose

Das brauchen Sie:

5 Biozitronen

30 geschälte Knoblauchzehen

1 l Wasser

1 saubere Glasflasche

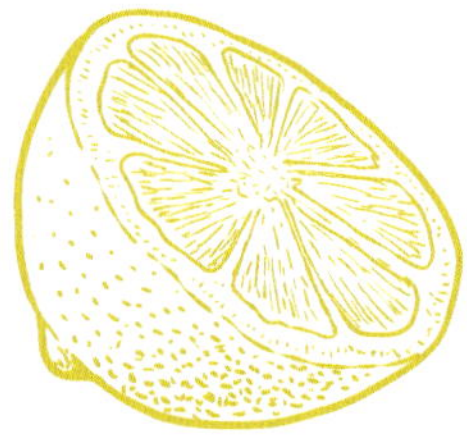

So geht's:

Die Zitronen unter heißem Wasser waschen und mit der Schale grob klein schneiden. Mit den Knoblauchzehen in einen Mixer geben, ggf. etwas Wasser hinzufügen, mixen, dann in einen Topf umfüllen. 1 Liter Wasser in den Mixer geben, die Reste der Zitronen-Knoblauch-Paste damit lösen und das Ganze mit in den Topf geben. Einmal aufkochen, dann vom Herd nehmen.
Durch ein feines Sieb abseihen und in eine Glasflasche füllen.
Anwendung als Kur: 3 Wochen lang täglich vor der Hauptmahlzeit 1 Likörglas von der Mixtur einnehmen. Dann 1 Woche Pause machen und die Kur noch einmal wiederholen (dafür eine neue Mischung herstellen).

Wichtige Hinweise und Empfehlungen:

Vorsicht: Keine Anwendung bei der Einnahme von Gerinnungshemmern.
Bewahren Sie das Elixier immer kühl auf.
Die gesamte Kur kann einmal pro Jahr durchgeführt werden.

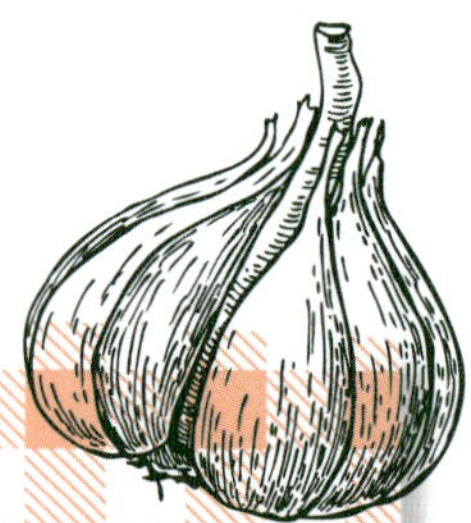

Dabei hilft's:

+ Arteriosklerose (auch in den Blutgefäßen im Gehirn, in den Herzkranzgefäßen oder in den Augen)
+ Durchblutungsstörungen
+ Kalkschulter

Spannend zu wissen:

In der asiatischen Variante kommen noch Ingwer, Kurkuma und schwarzer Pfeffer dazu.

Übrigens: Zu der Stichwort-Kombination »garlic« und »lemon« finden sich in der amerikanischen Datenbank der US Nation Library of Medicine PubMed 97 Einträge. Die wissenschaftlichen Arbeiten untersuchen den Effekt dieser Kombination u. a. im Hinblick auf Bakterien, Krebswachstum, Blutfette und so manche andere Erkrankung.

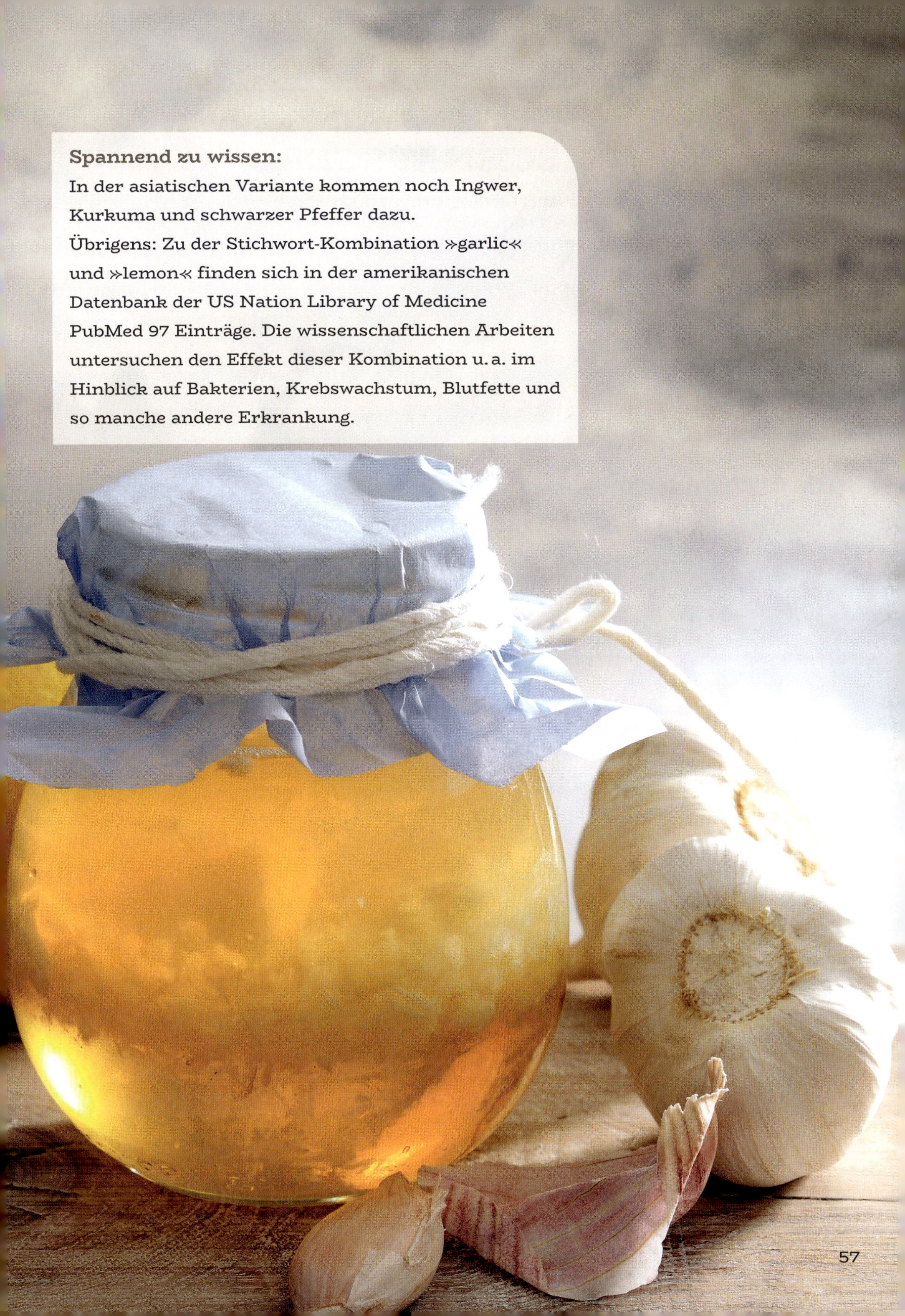

Weltweit

AUGENBAD IM SCHNAPSGLAS

bei gereizten und trockenen Augen

Das brauchen Sie:

¼ l Wasser

1 kleine Schüssel

⅓ TL Meersalz

1 Augenbadewanne aus der Apotheke (alternativ: Schnapsglas oder Eierbecher)

So geht's:

Das Wasser im Wasserkocher abkochen, dann auf lauwarme Temperatur abkühlen lassen und in eine kleine Schüssel geben. Das Meersalz hinzufügen und auflösen. Die Augen mit dieser Lösung baden. Dazu die Augenbadewanne (oder das Schnapsglas/den Eierbecher) mit dem Salzwasser füllen, ans Auge halten (über dem Waschbecken, es tropft), den Kopf nach hinten beugen und mit den Augenlidern blinzeln.

Eine andere Möglichkeit: In einer größeren Schüssel eine größere Menge Salzwasser zubereiten (gleiche Konzentration), das Gesicht eintauchen und mit beiden Augen klimpern.

Wichtige Hinweise und Empfehlungen:

Verwenden Sie ausschließlich abgekochtes Wasser und absolut saubere Gefäße. Nur im Notfall das Salzwasser in die hohle (gewaschene) Hand geben.

Dabei hilft's:

+ gereizte Augen
+ Bindehautentzündung
+ Heuschnupfen
+ Erkältung, die sich auf die Augen schlägt

Spannend zu wissen:
Die Lösung hat die gleiche Salzkonzentration wie die natürliche Tränenflüssigkeit, die die Augen befeuchtet.

SALZWASSER-KOMPRESSEN

bei müden und geschwollenen Augen

Aus Polynesien

So geht's:
Das Wasser im Wasserkocher abkochen, auf lauwarme Temperatur abkühlen lassen und in eine saubere Schüssel geben. Das Meersalz hinzufügen und auflösen. Wattepads oder einen quer gefalteten Waschlappen mit der Salzlösung tränken, auf die geschlossenen Augen legen. Ruhen.

Wichtige Hinweise und Empfehlungen:
Erhöht man die Salzkonzentration, wird der abschwellende Effekt etwas stärker, es brennt aber auch eher in den Augen.

Das brauchen Sie:

¼ l Wasser

1 kleine Schüssel

⅓ TL Meersalz

2 Wattepads oder
1 Waschlappen

Spannend zu wissen:
In einem Buch über die »Geheimnisse des Orients« las ich die Geschichte einer polynesischen Stewardess, die als einziges Heilmittel stets Salz bei sich trug: zum Gurgeln bei Halsschmerzen, für ein Augenbad, zur Zahnpflege. Oder eben für Kompressen. Recht hatte sie! Salz ist wirklich ein vielseitiges Heilmittel für unterwegs.
Ich selber wende die Augenkompresse mit warmem Wasser gerne an, wenn ich für Vorträge, Seminare oder andere Projekte unterwegs bin und meine Augen durch die Fahrt im Zug trocken oder angestrengt sind. In jedem Hotel gibt es heißes Wasser, oft sogar einen Wasserkocher im Zimmer. Und das Salz kann man sich vom Frühstücksbüfett stibitzen oder hat es, wie die polynesische Stewardess, im Reisegepäck.

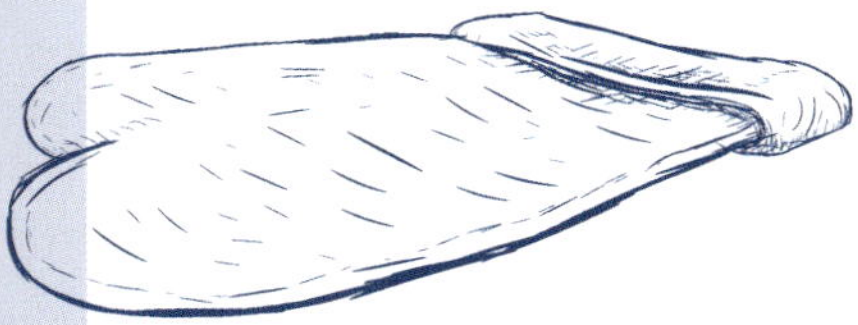

Aus den USA

EIN LÖFFEL HONIG

bei Bettnässen und »Rausmüssen«

Das brauchen Sie:
hochwertigen Honig

So geht's:
Nach dem Abendessen 1 Esslöffel Honig einnehmen.

Wichtige Hinweise und Empfehlungen:
Nach dem Esslöffel Honig das Zähneputzen nicht vergessen.
Keine Anwendung bei Diabetes.

Spannend zu wissen:
Honig ist ein echter Allrounder. Er heilt, kräftigt, beruhigt das Nervensystem. Und: Er bindet Wasser. Genau das ist vermutlich der Grund dafür, dass Honig als Hausmittel im Nordosten der USA als Hilfe beim Bettnässen eingesetzt wird. Es ist denkbar, dass der Honig die Flüssigkeit während des Schlafes bindet und dadurch den Harndrang reduziert. Daneben wirkt Honig nervenstärkend – er wird ja auch in Kombination mit Milch oder Joghurt zur Schlafförderung genutzt. Übrigens: Man sollte vorsichtig sein, bei nächtlichem Bettnässen von Kindern gleich eine Verhaltensstörung oder einen Erziehungsfehler der Eltern zu vermuten. Auch eine geringe Blasenkapazität, eine überaktive Blase, noch nicht ausgereifte Nervenbahnen, ein Mangel des Antidiuretischen Hormons (ADH) oder falsche Trinkgewohnheiten können dahinterstecken.

Dabei hilft's:
+ Bettnässen
+ Schlafstörungen
+ Nervenstärkung
+ zur Stärkung allgemein

SALZ-FUSSBAD

bei Blasenentzündung

Weltweit

So geht's:

Etwa 40 °C warmes Wasser (falls kein Thermometer zur Hand ist: Das Wasser soll warm sein, aber nicht heiß) in die Wanne füllen – am besten so hoch, dass es bis zur Mitte der Wade reicht. Das Salz darin auflösen. Die Füße hineinstellen und 10–15 Minuten darin baden. Abtrocknen. Ruhen.

Wichtige Hinweise und Empfehlungen:

Brechen Sie das Fußbad ab, wenn es zu einem Schweißausbruch kommt.
Die Wanne nach dem Bad immer gut sauber machen und bei Vorliegen von Nagelpilz oder Fußpilz desinfizieren.
Bei Krampfadern kein zu warmes Wasser verwenden.

Das brauchen Sie:

Wasser

1 Plastikwanne (mit einem Rand, der hoch genug ist, damit Wasser bis Wadenhöhe eingefüllt werden kann; wer häufiger mal ein Fußbad macht: Es gibt im Handel spezielle Badebütten für diesen Zweck)

1 Badethermometer (falls Sie noch irgendwo eins haben)

2 Handvoll Salz (am besten Meersalz)

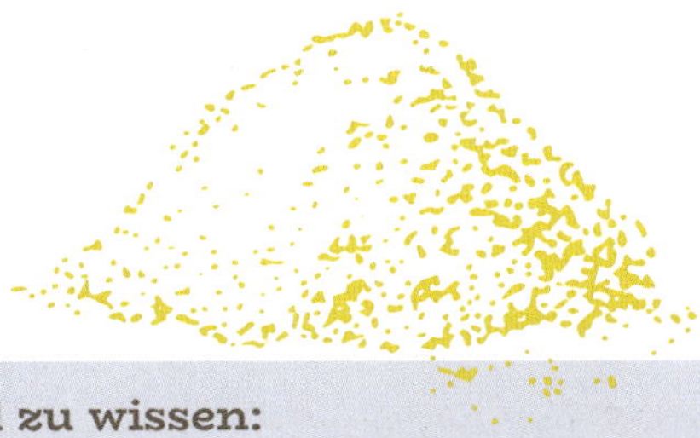

Spannend zu wissen:

Durch das Salz kommt es zu einer Durchblutungsförderung im Fuß, die Gefäße erweitern sich, das Blut wird quasi vom Kopf in die Füße »gezogen«. Daher eignet sich dieses Fußbad immer dann, wenn es aufgrund von Blutfülle im Kopf zu Beschwerden kommt.

Dabei hilft's:

+ Erkältung
+ Druck im Kopf
+ Nasennebenhöhlenentzündung
+ Blasenentzündung
+ Schweißfüße

Aus Indien

EISENREICHER JOGHURTTRANK

bei Blutarmut

Das brauchen Sie:

Für 2 Portionen:

½ Tasse Aprikosen oder Feigen (ungeschwefelt)

½ Tasse Rosinen

2 Tassen Wasser

1 Tasse Joghurt (aus Kuh- oder Pflanzenmilch)

So geht's:

Die Aprikosen oder Feigen klein schneiden, mit den Rosinen über Nacht im Wasser einweichen. Am nächsten Morgen den Joghurt dazugeben und das Ganze pürieren. Genießen.

Wichtige Hinweise und Empfehlungen:

Bei Milcheiweißallergie unbedingt einen Joghurt aus pflanzlicher Milch verwenden.
Wenn Sie Feigen verwenden, wirkt der Joghurttrank auch leicht abführend.

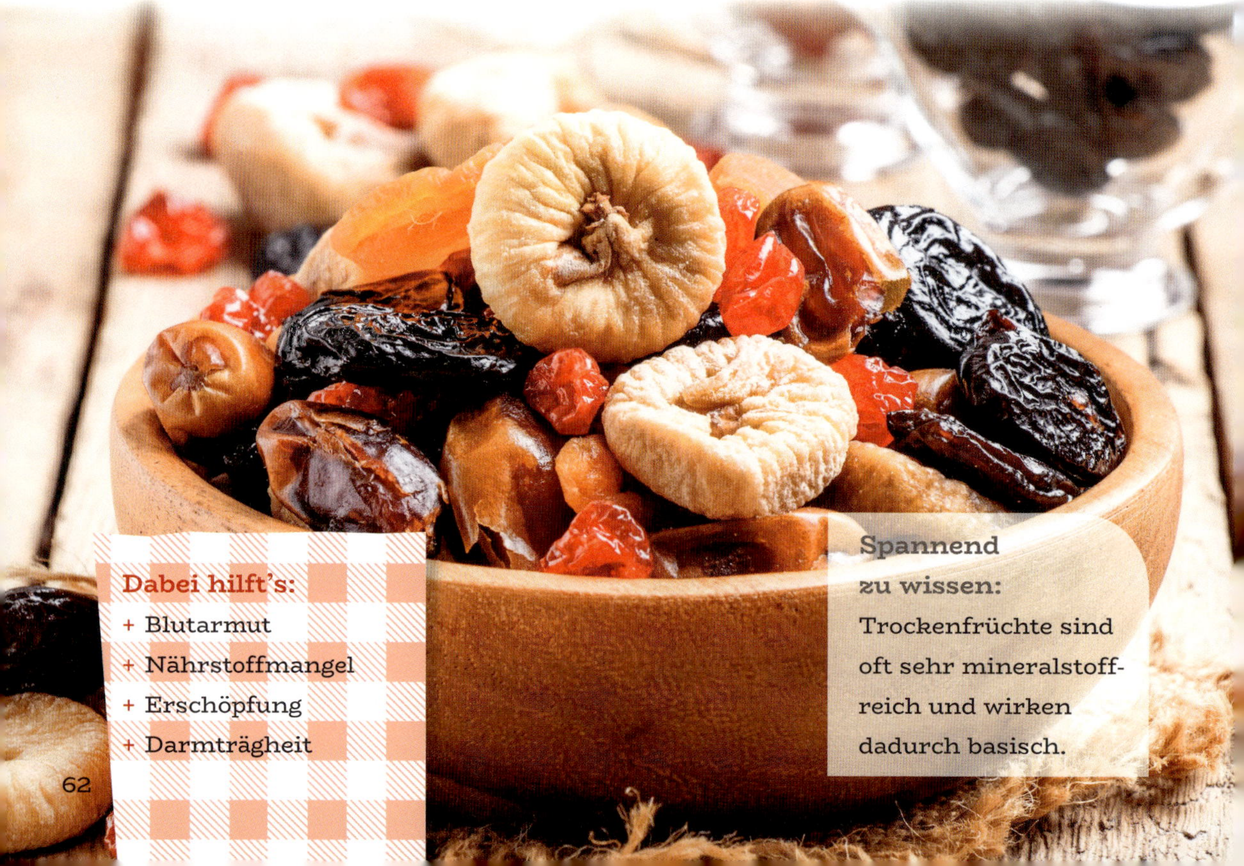

Dabei hilft's:

+ Blutarmut
+ Nährstoffmangel
+ Erschöpfung
+ Darmträgheit

Spannend zu wissen:

Trockenfrüchte sind oft sehr mineralstoffreich und wirken dadurch basisch.

SALZBUTTER

bei Blutergüssen

Aus Deutschland

So geht's:
Einen Esslöffel Butter ganz stark mit Salz durchkneten. Die betroffene Stelle weiträumig damit einreiben, mit einer Binde o. Ä. abdecken. So rechtzeitig wie möglich behandeln und öfter wiederholen.

Das brauchen Sie:

Butter

Salz

Wichtige Hinweise und Empfehlungen:
Die Salzbutter nicht auf offenen Wunden anwenden und nicht großflächig auftragen.

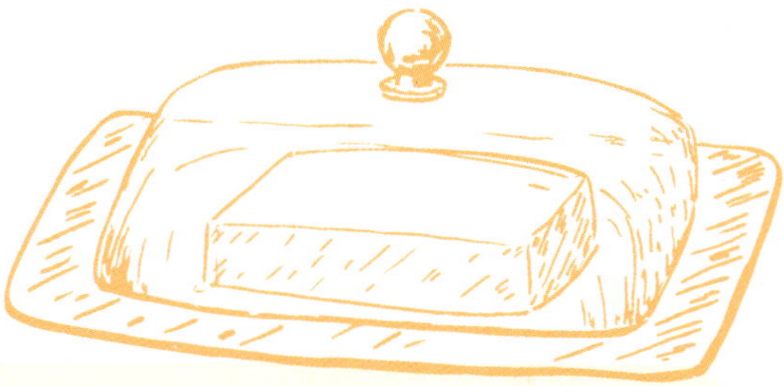

Spannend zu wissen:
Dieses Familienrezept lernte ich über meine langjährige Arbeit für Natur und Medizin e. V. kennen. Eine alte Dame schrieb mir: »Nach fast 84 Lebensjahren habe ich einige Erfahrungen sammeln dürfen. Schon von meiner Mutter, mir selbst und bei meiner Tochter erprobt. Das Rezept lässt sich bei allen Verletzungen, die einen Bluterguss zur Folge haben, anwenden.
Die Butter pflegt, das Salz entzieht die ausgetretene Blutflüssigkeit – von meinem Hausarzt bestätigt!«
Butter ist ein immer wieder auftauchendes Heilmittel bei Blutergüssen und Hämatomen. Wie genau das wirkt? Die Butter dient in diesem Fall als »Salbengrundlage«. Mit Salz vermischt wirkt sie »hygroskopisch«, das heißt, sie zieht Wasser, wirkt durch die Salzkonzentration durchblutungs- und stoffwechselfördernd und regt zudem den Austritt von Wasser aus der Haut, das Schwitzen, an.
Ich hatte bisher keine Gelegenheit, den Tipp auszuprobieren – finde ihn aber sehr spannend!

Aus Deutschland

QUARKAUFLAGE

bei geschwollenen Brüsten und PMS

Das brauchen Sie:

Küchenkrepp

250–500 g frischen Sahnequark (zimmerwarm!)

1 Frotteehandtuch oder alter BH

1 Nässeschutz (z.B. Molton- oder Frotteehandtuch)

So geht's:

4 Blatt Küchenkrepp übereinanderlegen. Daraus einen Kreis in Brustgröße ausschneiden und in die Mitte ein Loch in Größe der Brustwarze (sieht ein bisschen wie ein Donut aus). Zwei der so zugeschnittenen Lagen Küchenkrepp übereinanderlegen und die obere fingerdick mit Sahnequark bestreichen, die restlichen beiden Lagen darüberlegen. Das Ganze auf die Brust legen, die Brustwarze bleibt frei. Mit einem Frotteehandtuch oder einem alten BH fixieren und ruhen (Nässeschutz unterlegen). Nach der Anwendung die Haut abtupfen und eincremen. Den Küchenkrepp samt Quark entsorgen. 1 × täglich anwenden.

Wichtige Hinweise und Empfehlungen:

Wichtig: Wenn die Quarkauflage kühlen soll, darf sie nur so lange aufliegen, bis sie zu trocknen beginnt (max. 20 Minuten). Trocknet der Quark, wirkt er nicht mehr kühlend, sondern staut im Gegenteil die Wärme.
Keine Anwendung bei Allergien gegen Milcheiweiß.
Nehmen Sie die Auflage ab, wenn sie unangenehm wird.

Dabei hilft's:

- geschwollene Brüste und Brustschmerzen bei PMS
- Beschwerden im Wochenbett (bitte mit der Hebamme absprechen!)

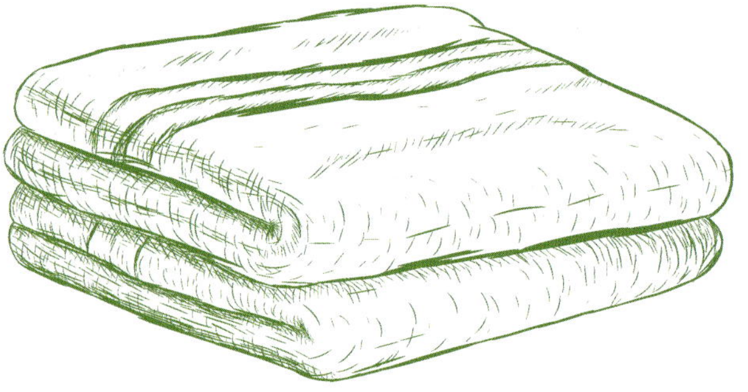

FILMJÖLK, AYRAN, LASSI & CO.

bei Darmträgheit

Weltweit

So geht's:

Den Joghurt o.Ä. mit Mineralwasser im Verhältnis 2:1 mixen, mit einer Prise Salz würzen – genießen.
Wenn man den Effekt noch erhöhen will, können 2–3 Teelöffel Ballaststoffe (z.B. Haferkleie) eingerührt werden.

Wichtige Hinweise und Empfehlungen:

Verwenden Sie pflanzliche Produkte bei Milcheiweißallergie oder Laktoseintoleranz.
Lassi wird typischerweise mit Eiswürfeln hergestellt – gesund ist das eher nicht. Achten Sie darauf, wie Ihnen ein kalter Drink bekommt.
Für den täglichen Genuss würde ich hier die salzige Variante empfehlen. Wer es mag, kann auch noch etwas Kreuzkümmel und Pfeffer dazugeben.

Das brauchen Sie:

2 Teile Joghurt, Kefir, Dickmilch oder Schwedenmilch (alternativ: pflanzliche Sauermilchprodukte)

1 Teil Mineralwasser

1 Prise Salz

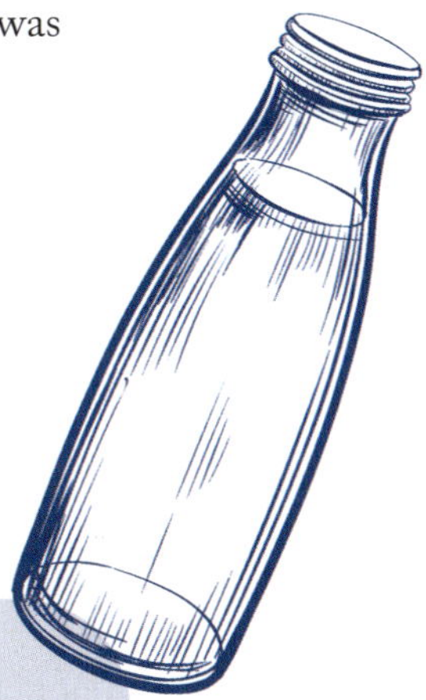

Spannend zu wissen:
Sauermilchgetränke sind auf der ganzen Welt verbreitet – und oft Bestandteil der täglichen Ernährung: In Skandinavien wird Filmjölk getrunken, in Indien Lassi.
Soja-, Mandelmilch- oder Kokosjoghurt werden ebenfalls mit Milchsäurebakterien versetzt und sind deshalb eine perfekte vegane (und für Allergiker: milcheiweißfreie) Alternative zu Lassi & Co.

Dabei hilft's:
+ Darmträgheit
+ Blähungen
+ zur Förderung der Darmgesundheit
+ Erfrischung im Sommer

Aus Asien

REIS-CONGEE

bei Darmträgheit

Das brauchen Sie:

Für 4–6 Portionen:

1 Tasse Reis (z.B. Parboiled Reis, Basmati-, Rundkorn-, Mochi- oder süßer Reis; wechseln Sie ruhig einmal ab!)

6–8 Tassen kaltes Wasser

außerdem je nach Geschmack:

süß: Sahne, Butter, Zucker, Honig, Ahornsirup, Zimtpulver, Ingwer

salzig: Salz, Sojasoße, Ingwer

So geht's:

Den Reis zunächst in einen großen (wichtig!) Topf geben und mit Wasser spülen, bis das Reiswasser nicht mehr milchig ist. Dann die 6- bis 8-fache Menge Wasser dazugeben, auf mittlerer Hitze zum Kochen bringen, dabei immer wieder umrühren. Wenn der Reis kocht, die Hitze herunterstellen. Auf kleinster Flamme möglichst 3–4, mindestens 2 Stunden mit geschlossenem Deckel quellen lassen. Abkühlen und über Nacht im Kühlschrank weiterquellen lassen. Am nächsten Morgen wieder erwärmen. Nach Geschmack süß oder salzig genießen. Dazu kann es Kompott (süß) oder auch Gemüse (salzig) geben.
Sehr gut schmeckt auch in etwas Butter angedünstetes, klein geschnittenes Obst der Saison, das man mit Gewürzen, Zitronensaft oder Kakao aromatisiert.

Wichtige Hinweise und Empfehlungen:

Restliches Congee im Kühlschrank aufbewahren.
Es hält sich 3–4 Tage.
Mit Vollkornreis zubereitet, wird das Congee weniger breiig.

Dabei hilft's:

+ Darmträgheit
+ Nahrungsmittelunverträglichkeiten
+ Verdauungsbeschwerden
+ beim Entschlacken
+ für Entlastungstage
+ Durchfall (aber dann nur mit Salz und Zucker!)

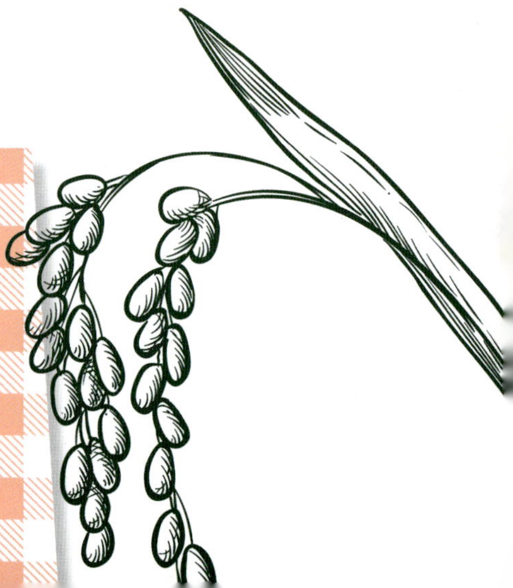

Spannend zu wissen:
Reis-Congee ist ein leichtes, wärmendes und gut verdauliches Frühstück. Es führt Energie zu, ohne den Körper zu belasten. In der Traditionellen Chinesischen Medizin ist es eine der wichtigsten »Kraftsuppen«. Und der Buddha soll gesagt haben: »Die Reissuppe schenkt zehn Dinge: Leben und Schönheit, Leichtigkeit und Kraft, sie vertreibt Hunger, Durst und Wind, sie reinigt die Blase und die Niere und fördert die Verdauung.«
In der »puren« Version wird dieses Gericht am allerbesten vertragen.
Congee ist interessanterweise hilfreich sowohl bei Verstopfung als auch bei Durchfall. Durch die hohe Wassermenge, die der Reis aufgenommen hat, wird der Darm befeuchtet und die Verdauung gefördert, gerade wenn der Stuhlgang trocken und hart ist. Bei Durchfall kann das Congee mit Salz und Zucker wie bei einer Elektrolytlösung versetzt werden. Das führt dem Körper Flüssigkeit zu, und die Elektrolyte werden besser aufgenommen.

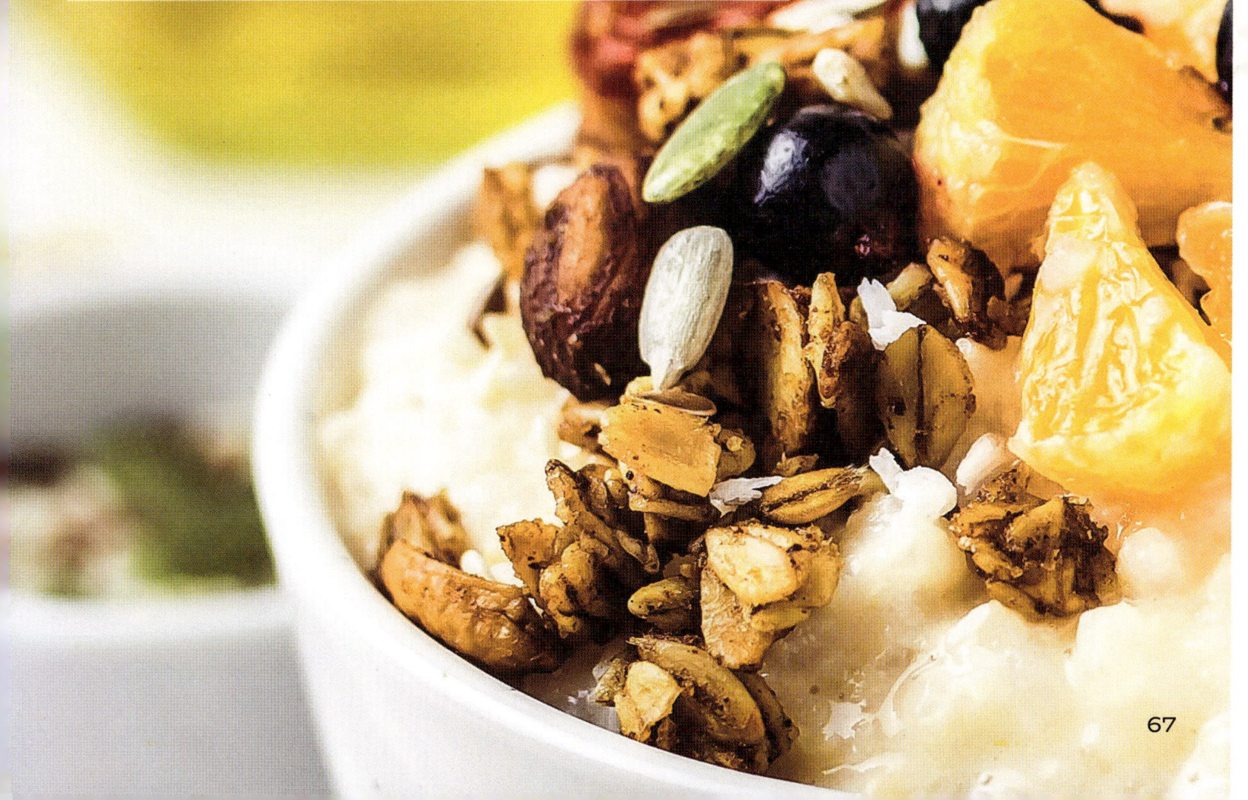

Aus den USA

VORBEUGUNG MIT APFELSAFT & CO.

gegen Demenz und Alzheimer

Das brauchen Sie:

hochwertige Säfte (z.B. von Äpfeln von einer Streuobstwiese; alternativ: Bioobst (Äpfel mit Schale!) und -gemüse zum Selberpressen, z.B. Apfel und Karotte)

So geht's:

1 × täglich zu einer Mahlzeit ein kleines Glas (100–150 ml) Saft trinken.

Wichtige Hinweise und Empfehlungen:

Saftpressen müssen sehr gut sauber gemacht werden.
Ich empfehle daher fertige Säfte.
Ein schöner Nebeneffekt: Frische Säfte regen die Verdauung an. Natürlich kann man mit frisch gepressten Säften alleine nicht Alzheimer vorbeugen, und doch ist dies ein hochinteressanter Baustein in einem Gesamtkonzept

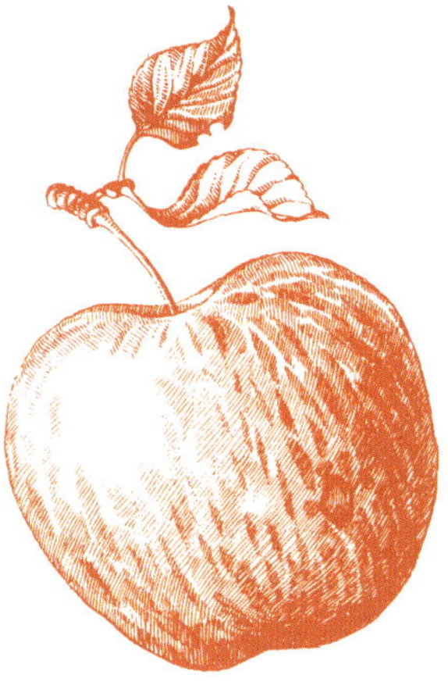

Spannend zu wissen:
Verschiedene Studien zeigen, dass frisch gepresste Obst- und Gemüsesäfte eine ernst zu nehmende Vorbeugungsmaßnahme gegen Alzheimer und Demenz darstellen. Das Kame-Projekt, bei dem 1836 in Amerika lebende Japaner über mehr als sieben Jahre beobachtet wurden, kam zu dem Ergebnis, dass gerade Demenz-Risikopatienten durch das Trinken von drei Portionen Saft pro Woche weniger oft erkrankten. Eine andere US-Studie zeigte, dass schon zwei kleine Gläser Apfelsaft – einen Monat lang täglich getrunken – psychotische Symptome wie Angst, Agitiertheit und Wahnvorstellungen bei Alzheimer-Patienten verringern.

ENERGYDRINK FÜR OLDIES

bei Demenz und in hohem Alter

Aus Deutschland

So geht's:

Den Apfel waschen, nicht schälen, vom Kerngehäuse befreien; die Banane ebenfalls schälen. Beides in Stücken in den Mixer geben. Zitronensaft und -schale, Obstsaft, Honig, Öl und Mandelmus hinzufügen. Alles schaumig mixen und servieren, eventuell mit dickem Strohhalm trinken.

Wichtige Hinweise und Empfehlungen:

Das Getränk ist auch ein hervorragendes Mitbringsel. Es muss aber schmecken, daher die Lieblingszutaten der Person, für die es gedacht ist, verwenden. Verschenken Sie passend dazu einen kleinen Mixer, das ist eine gute Anschaffung – und geht auch im Heim.

Das brauchen Sie:

Für 2 Portionen:

½ Bioapfel

½ Banane

½–1 gewaschene Biozitrone (davon den Saft und 1 kleines Stück Schale)

250 ml Saft (z. B. Apfel- oder Orangensaft)

1 TL Honig

1 TL Olivenöl (alternativ: z. B. Lein- oder Mandelöl)

1 TL Mandelmus

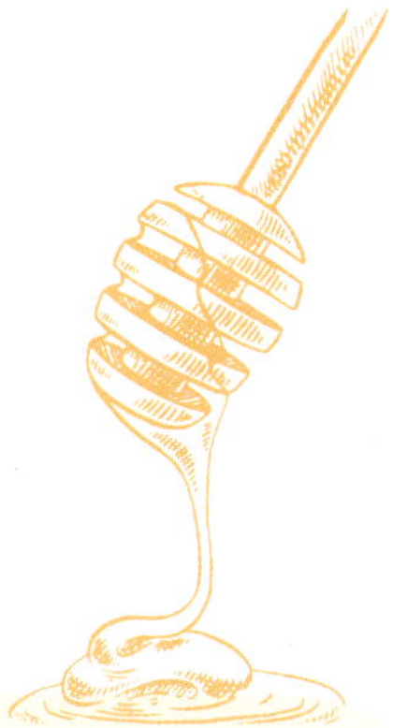

Spannend zu wissen:

Es gibt Experten, die davon ausgehen, dass viel von dem, was heute als Demenz bezeichnet wird, auf einen Nährstoffmangel, falsche Ernährung und Austrocknung zurückgeht oder dadurch verstärkt wird.
Der »Energydrink« wirkt all diesen Faktoren entgegen. Und schmeckt gut.

Dabei hilft's:

+ Antriebsschwäche, Erschöpfung
+ Nährstoffmangel
+ Trinkunlust
+ Kaustörungen

Aus Deutschland

HIMMEL UND ERDE PUR

Detox

Das brauchen Sie:

2 Teile Kartoffeln (mehlig oder festkochend)

1 Teil Äpfel (aromatisch, säuerlich)

Wasser

evtl. etwas Zitronensaft und Zimtpulver

So geht's:

Die Kartoffeln waschen, schälen, in Würfel schneiden. Die Äpfel waschen, schälen, vom Kerngehäuse befreien, in kleine Stücke schneiden. Kartoffel- und Apfelstücke in wenig Wasser ca. 10–20 Minuten zugedeckt garen. Wer mag, kann das Ganze auch pürieren. Alternativ: Kartoffeln und Äpfel getrennt garen und das Apfelkompott mit Zitronensaft und Zimt würzen.

Wichtige Hinweise und Empfehlungen:

Kartoffel (»Erdapfel«) und Apfel ist die Kombination für das rheinische Gericht »Himmel und Erde« (»Himmel un Ääd«). Es wird typischerweise mit gebratener Blutwurst und Zwiebelringen oder mit gebratenem Speck serviert. Ohne die Blutwurst und die Zwiebelringe, fett- und salzfrei zubereitet, handelt es sich um ein fantastisches Rezept für einen Entlastungstag.

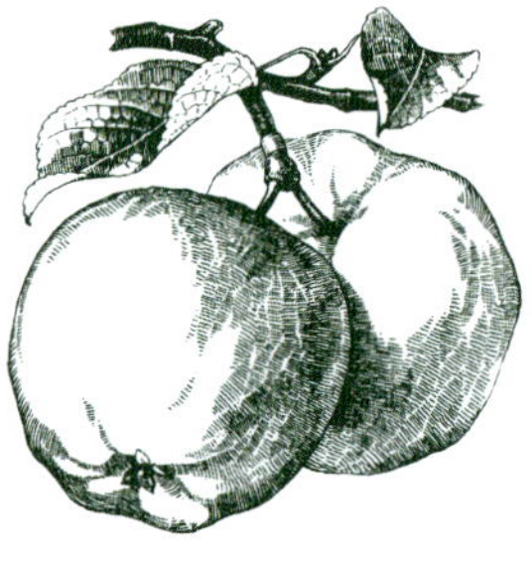

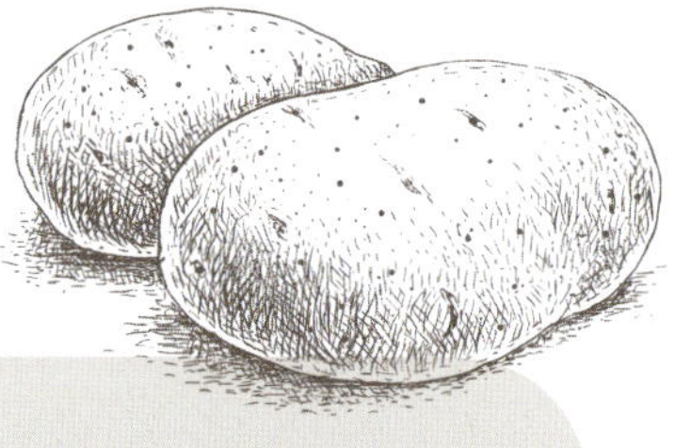

Spannend zu wissen:

Kartoffeln sind sehr kalorienarm und wirken – ungesalzen – durch ihren hohen Kaliumanteil harntreibend und ausschwemmend. Daneben enthalten sie Stärke, die Vitamine B_1, B_2, B_6 und Niacin (B_3) sowie C, Schleimstoffe, Mineralien und Spurenelemente wie – neben Kalium – Magnesium, Phosphor, Kupfer und Eisen. Die Äpfel sorgen für einen guten Geschmack und fördern die Darmgesundheit.

Dabei hilft's:

+ beim Abnehmen, Fasten und Detoxen
+ zur Entsäuerung
+ bei dem Gefühl, aufgeschwemmt zu sein

WASSER MIT ZITRONENSAFT

Detox

Weltweit

So geht's:
Den Zitronensaft mit dem Wasser mischen. Für eine gezielte Detox-Kur über einige Wochen morgens nüchtern schluckweise trinken.

Das brauchen Sie:

Saft von ½ Zitrone

1 Glas Wasser (leicht temperiert)

Wichtige Hinweise und Empfehlungen:
Bei Magenbeschwerden sollte das Zitronenwasser nicht auf nüchternen Magen getrunken werden.
Nicht unmittelbar nach dem Trinken die Zähne putzen (gilt für alle Fruchtsäuren), es greift sonst den Zahnschmelz an.

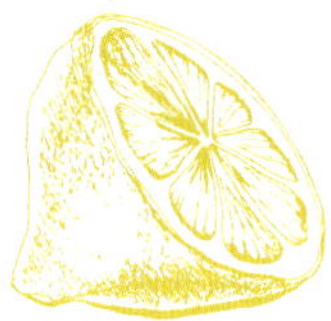

Spannend zu wissen:
Zitronenwasser wirkt verdauungsanregend, reinigend, entgiftend und – trotz der Säure – basisch.
Im Ayurveda kennt man ein ähnliches, etwas milderes Rezept: 1 Glas heißes Wasser mit je 1 Teelöffel Honig und Zitronensaft.
Die Leber hat eine zentrale Bedeutung für den Stoffwechsel und die Entgiftung. Eine angegriffene, erschöpfte Leber zeigt sich nicht durch Schmerzen, sondern durch eine belegte Zunge, Augenringe, Blähungen, Unverträglichkeiten von Lebensmitteln und Alkohol, Heißhungerattacken, Stimmungsschwankungen, trockene Augen. Und ein bekannter naturheilkundlicher Spruch lautet: »Der Schmerz der Leber ist Müdigkeit.«

Dabei hilft's:
+ Verbesserung der Leberaktivität und damit zur Anregung der Entgiftung
+ als Muntermacher
+ bei der Frühjahrs- oder Leber-Detox-Kur

Aus Indien

ZITRONENREIS

Detox

Das brauchen Sie:

Für 4 Portionen:

200 g Basmatireis (möglichst Vollkorn)

600–700 ml Wasser

1 TL Kurkumapulver

1 gute Prise Pfeffer

80 ml Zitronensaft

So geht's:

Den Reis gründlich waschen. Das Wasser zum Kochen bringen, Reis, Kurkuma und Pfeffer dazugeben, dann die Hitze reduzieren und köcheln lassen. Nach 15 Minuten den Zitronensaft dazugeben, umrühren und mit geschlossenem Deckel weitere 5–10 Minuten garen. Der Reis eignet sich als Tagesmenge für einen Detox-Tag.

Wichtige Hinweise und Empfehlungen:

Den Reis nicht salzen.

Wer Kurkuma nicht so mag, kann auch einfach Reis mit Zitronensaft genießen.

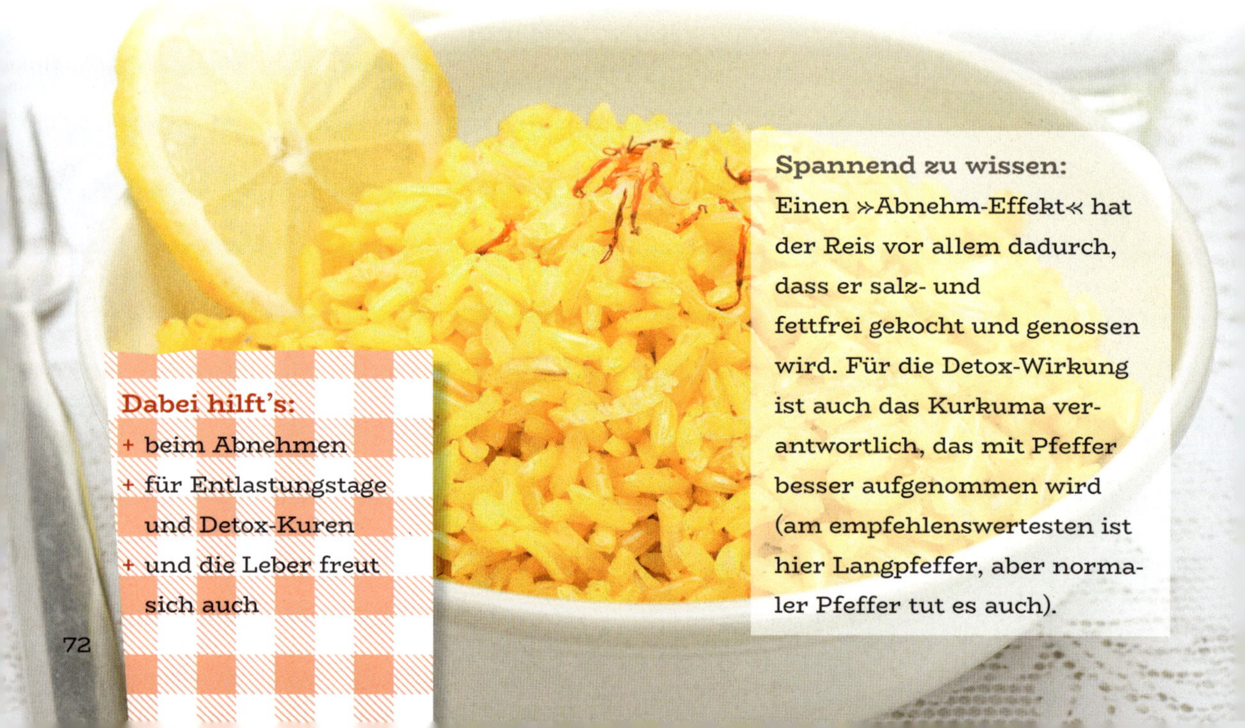

Spannend zu wissen:

Einen »Abnehm-Effekt« hat der Reis vor allem dadurch, dass er salz- und fettfrei gekocht und genossen wird. Für die Detox-Wirkung ist auch das Kurkuma verantwortlich, das mit Pfeffer besser aufgenommen wird (am empfehlenswertesten ist hier Langpfeffer, aber normaler Pfeffer tut es auch).

Dabei hilft's:

+ beim Abnehmen
+ für Entlastungstage und Detox-Kuren
+ und die Leber freut sich auch

ELEKTROLYTLÖSUNG MIT SALZ UND ZUCKER

bei Durchfall

Aus China

So geht's:

Zucker und Salz im Wasser verrühren, bis sich der Zucker aufgelöst hat. Nach Belieben Orangensaft oder Bananenpüree hinzufügen. Alle 5 Minuten ein Glas langsam und schluckweise trinken.

Wichtige Hinweise und Empfehlungen:

Vor der Zubereitung unbedingt die Hände gut waschen.
Die Mischung kann bis zu 24 Stunden im Kühlschrank aufbewahrt werden.
Besorgen Sie für Kinder fertige Elektrolytlösungen aus der Apotheke (Anwendung nach Packungsbeilage).
Bitte beachten Sie auch die Hinweise und Empfehlungen des folgenden Rezeptes.

Das brauchen Sie:

6 gestrichene TL Haushaltszucker (oder braunen Zucker)

½ gestrichenen TL Kochsalz

1 l stilles Mineralwasser oder abgekochtes abgekühltes Leitungswasser (5 Gläser à 200 ml)

nach Belieben: ½ Glas Orangensaft oder etwas pürierte Banane für den Geschmack

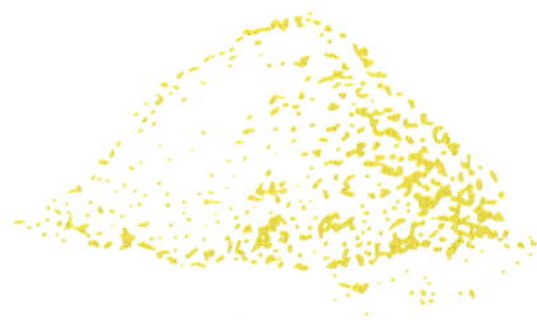

Spannend zu wissen:

Das Rezept stammt von dem »Rehydration-Projekt« des Mother and Child Health and Education Trust in Hongkong. Die Mischung wird auch »SSSS« genannt für Simple Sugar and Salt Solution. In einer Studie schnitt sie nicht ganz so gut ab wie die von der WHO empfohlene fertige Elektrolytlösung aus der Apotheke, sie ist aber eine Alternative, falls die WHO-Lösung nicht verfügbar ist.

Dabei hilft's:

+ Durchfall
+ als Erste-Hilfe-Maßnahme, falls keine fertige Elektrolytlösung verfügbar ist

Aus Österreich

MORO-KAROTTEN-SUPPE MIT SALZ

bei Durchfall

Das brauchen Sie:

500 g geschälte Karotten

1 l Wasser

1 knapp gestrichener TL Salz

So geht's:

Die Karotten waschen, putzen und in dem Wasser 1–1,5 Stunden kochen, dann durchsieben oder im Mixer pürieren. Das Karottenpüree wieder in den Topf geben, mit Wasser auf einen Liter auffüllen und salzen. Die Suppe in kleinen Mengen verabreichen.

Wichtige Hinweise und Empfehlungen:

Kochen Sie die Suppe täglich frisch.

Dies ist ein Rezept für den Notfall. Dauert der Durchfall länger, sollten Sie immer einen Arzt zurate ziehen.

Bei Kindern gilt: Bei jedem Durchfall sollte mit dem Kinderarzt zumindest Rücksprache gehalten werden; Säuglinge müssen in jedem Fall unverzüglich zum Arzt. Er wird entscheiden, was das Kind braucht.

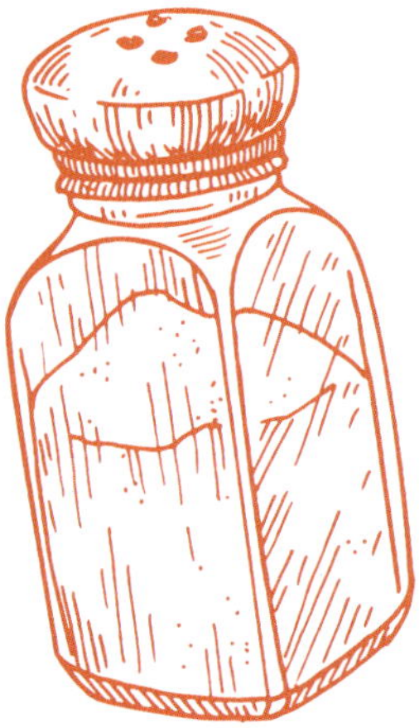

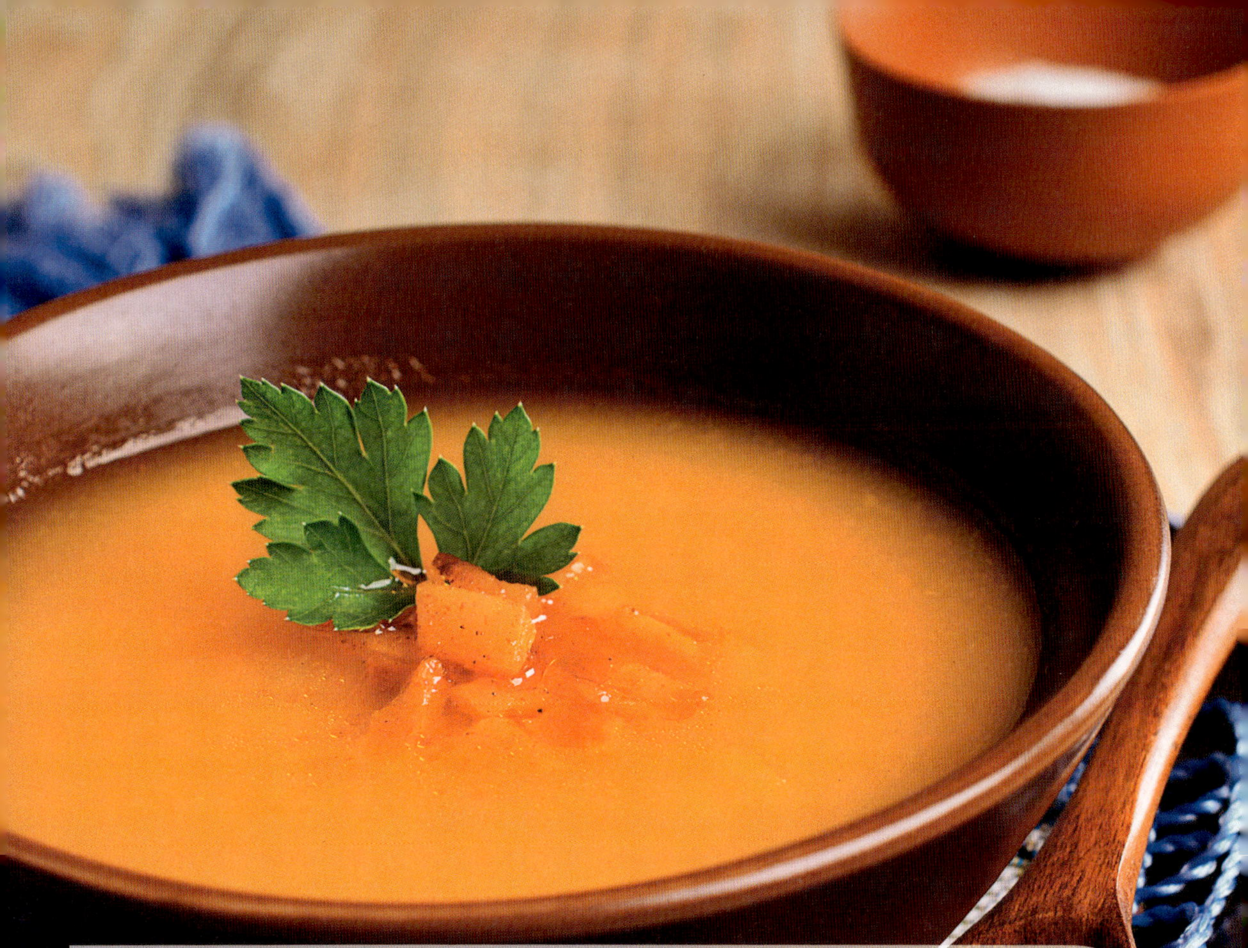

Spannend zu wissen:

Das Rezept für die Karottensuppe stammt nicht von einer besorgten Mutter, sondern von einem engagierten Kinderarzt. Der Österreicher Ernst Moro (1874–1951) war Professor und später der erste Ordinarius der Heidelberger Universitätskinderklinik. Er suchte zu Beginn des 20. Jahrhunderts nach einem Mittel gegen Durchfall für Kinder und Säuglinge.

Warum die Karottensuppe nach Moro wirkt, fanden erst sehr viel später der Leiter der Erlanger Universitätskinderklinik, Prof. Dr. Guggenbichler, und der Wiener Pharmakologe Prof. Jurenitsch heraus: Beim langen Kochen der Karotten entstehen bestimmte Wirkstoffe (sogenannte Oligogalakturonsäuren, OGAs), die an Zellrezeptoren, welche von Bakterien angesteuert werden, »andocken« und so verhindern, dass sich die Bakterien an der Darmwand festsetzen.

Die Österreichische Gesellschaft für Phytotherapie (Pflanzenheilkunde) empfiehlt übrigens eine Variante der Karottensuppe: Dazu werden die Karotten wie beschrieben mit Salz gekocht, dann aber nicht püriert und auch kein Wasser nachgefüllt. Stattdessen gibt es einen Teelöffel Butter und einen Esslöffel Zucker dazu.

In China übrigens werden gegen Durchfall Karotten zusammen mit Reis in viel Wasser gekocht. Auch das macht Sinn.

Aus Kanada

VERDÜNNTER APFELSAFT

bei Durchfall

Das brauchen Sie:

guten Apfelsaft
(trüb oder klar spielt hier keine Rolle)

Wasser

So geht's:

Apfelsaft mit der gleichen Menge abgekochtem Wasser verdünnen und trinken.

Wichtige Hinweise und Empfehlungen:

Die Anwendung darf als Selbsthilfe nur bei leichtem Durchfall eingesetzt werden. Bitte bedenken Sie, dass die hier vorgestellten Maßnahmen vor allem symptomatisch wirken, aber gerade bei Infektionen nicht die Ursache beseitigen. Bei schwerem oder anhaltendem Durchfall muss der Arzt zurate gezogen werden.

Bei Säuglingen muss unverzüglich der Arzt aufgesucht oder der Notarzt gerufen werden. Alarmzeichen sind Trinkunlust, Müdigkeit, eingesunkene Fontanelle, tief liegende Augen, Apathie und stehende Hautfalten.

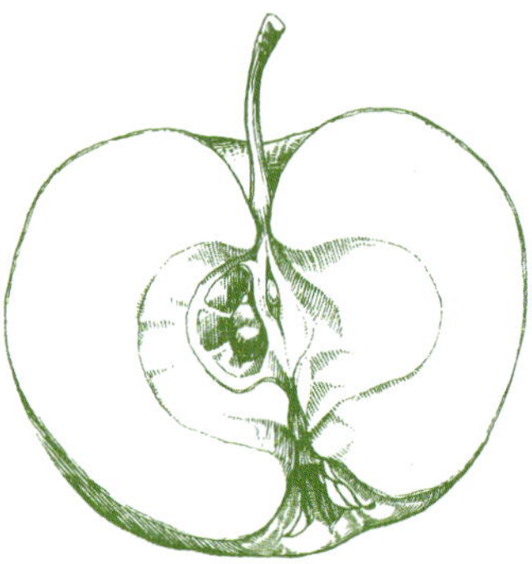

Spannend zu wissen:

In einer kanadischen Studie aus dem Jahr 2016 wurde untersucht, ob verdünnter Apfelsaft besser oder schlechter als Elektrolytlösung abschneidet. Von ca. 640 Kindern bekam die Hälfte zunächst verdünnten Apfelsaft und durfte danach wählen, was sie trinken wollten, die andere Hälfte erhielt eine Elektrolytlösung mit Apfelgeschmack. Es zeigten sich bei beiden Kindergruppen vergleichbar gute Ergebnisse. Allerdings wurde der verdünnte Apfelsaft lieber getrunken als die Elektrolytlösung – was unterm Strich für den Saft spricht!

Dabei hilft's:

+ leichter Durchfall

DIE SCHNELLE ZITRONE

bei rauen Ellbogen

Aus Polen

So geht's:

Gönnen Sie sich etwas Schönheitspflege zwischendrin: Bevor Sie eine ausgepresste Zitrone entsorgen, verwenden Sie sie für die Pflege von Nägeln und Ellbogen. Dafür die Fingerspitzen zusammenführen, einfach in die ausgepresste Zitronenhälfte stecken und ein wenig hin und her bewegen bzw. die ausgepresste Zitronenhälfte über den Ellbogen stülpen und leicht reiben. Ist die Zitrone nicht unglaublich praktisch für genau diese Anwendung? Als ob sie dafür gemacht wäre.

Wichtige Hinweise und Empfehlungen:

Passen Sie auf, dass es nicht tropft oder Fruchtfleisch am Ellbogen hängen bleibt.

Wer es noch »kosmetischer« möchte: Mandelöl, Honig und Zitronensaft vermischen, auf die Ellbogen auftragen, nach einigen Minuten mit warmem Wasser abwaschen. Feuchtigkeitscreme auftragen.

Das brauchen Sie:

1 ausgepresste Zitronenhälfte

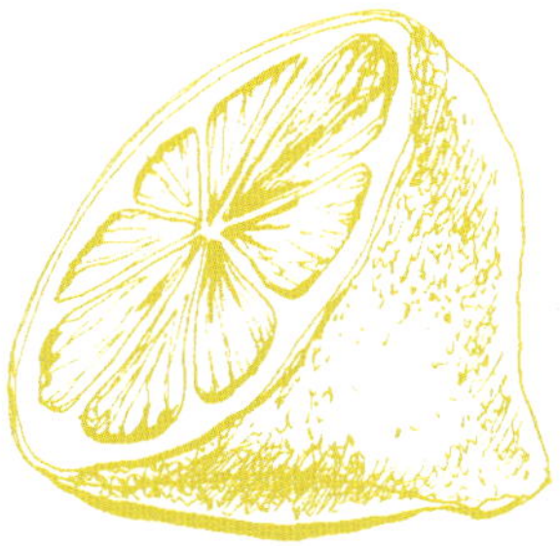

Spannend zu wissen:

Diese Anwendung, wie auch so manche andere, habe ich von Ewa, die meinen Vater liebevoll versorgt hat. Seitdem sind meine Nägel fest und meine Ellbogen weich. Und aus der Geschirrspülmaschine duftet es immer zitronig frisch aufgrund einer auf der oberen Schublade deponierten ausgepressten Zitronenhälfte.

Dabei hilft's:

+ trockene Ellbogen
+ brüchige Nägel

Aus Griechenland

BROT MIT KNOBLAUCH UND HONIG

bei Erkältung

Das brauchen Sie:

1 Stück Fladenbrot (griechische Variante) oder 1 Scheibe Vollkornbrot (österreichische Variante)

etwas Olivenöl (griechisch) oder Butter (österreichisch)

2 Knoblauchzehen

1 TL flüssigen Honig

nach Belieben: einige Thymianblättchen, frisch oder gerebelt

So geht's:

In der griechischen Variante das Fladenbrot mit dem Olivenöl beträufeln, in der österreichischen das Vollkornbrot buttern. In beiden Fällen die Knoblauchzehen abziehen. Entweder das Brot mit dem Knoblauch einreiben oder ihn in dünne Scheiben schneiden und darauf verteilen. Den Honig darübergeben und nach Belieben mit Thymianblättchen bestreuen.

Wichtige Hinweise und Empfehlungen:

Das Ganze knofelt ganz schön. Aber es hilft.

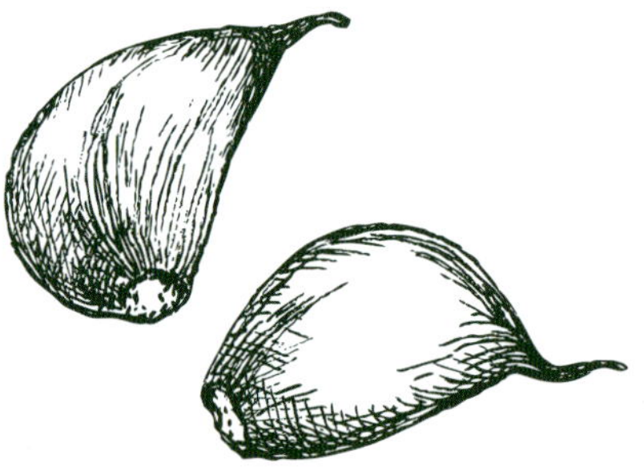

Spannend zu wissen:

Das Brot bietet die Möglichkeit, so ganz nebenbei mit dem Frühstück oder Abendbrot eine perfekte Kombi verschiedener Heilmittel zu sich zu nehmen: den jeweils antibakteriell wirkenden Knoblauch und Thymian sowie den entzündungshemmenden Honig, der zudem mit Butter oder Olivenöl die Halsschleimhaut sanft »schmiert«.

Dabei hilft's:

+ Erkältung – auch vorbeugend
+ zur allgemeinen Abwehrsteigerung

HOT TODDY

bei Erkältung

Ursprünglich aus Schottland – heute in ganz Großbritannien, den USA und Kanada verbreitet

Das brauchen Sie:

125 ml heißes Wasser

1 TL Honig oder braunen Zucker

Saft von ½ Zitrone

1 Streifen Biozitronenschale, mit 2 Nelken gespickt

2–4 cl Whisky (entspricht 20–40 ml)

So geht's:

Ein Glas mit heißem Wasser ausspülen und dadurch anwärmen. Dann mit frischem heißem Wasser bis zur Hälfte füllen und Honig oder Zucker darin auflösen. Zitronensaft und -schale sowie den Whisky dazugeben. Umrühren. Fertig.

Wichtige Hinweise und Empfehlungen:

Für eine alkoholfreie Variante den Whisky durch Zitronensaft ersetzen.

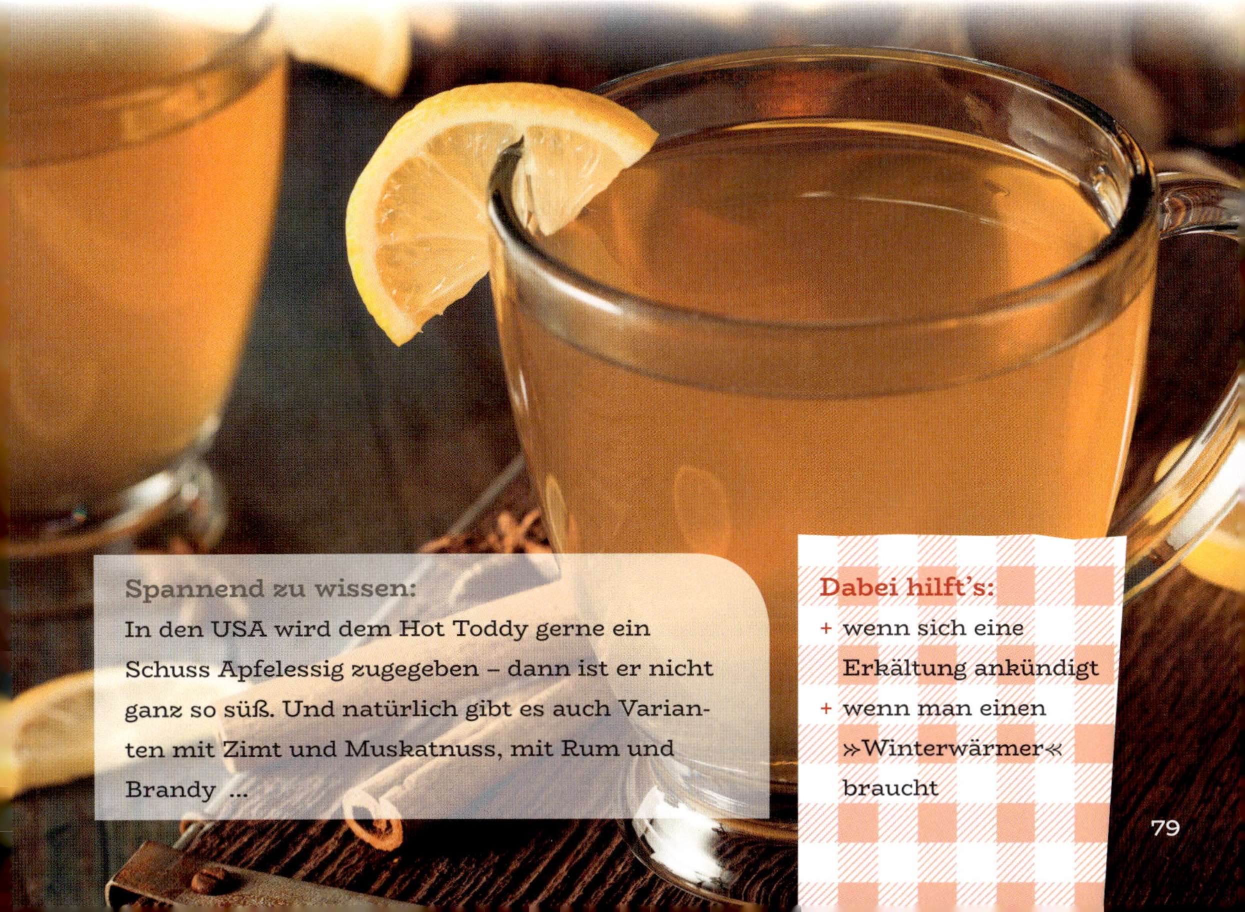

Spannend zu wissen:

In den USA wird dem Hot Toddy gerne ein Schuss Apfelessig zugegeben – dann ist er nicht ganz so süß. Und natürlich gibt es auch Varianten mit Zimt und Muskatnuss, mit Rum und Brandy ...

Dabei hilft's:

+ wenn sich eine Erkältung ankündigt
+ wenn man einen »Winterwärmer« braucht

Aus Asien

INGWERÖL ZUM EINREIBEN DER FUSSFLÄCHEN

bei Erkältung

Das brauchen Sie:

Ingwersaft (Handel)

Öl (z.B. Sesamöl)

So geht's:

Den Ingwersaft mit etwas Öl vermischen und auf die Fußflächen auftragen. Einmassieren.

Wichtige Hinweise und Empfehlungen:

Die Mischung aus Ingwersaft und Öl soll genau so stark sein, dass sie leicht erwärmt, aber nicht unangenehm brennt. Bitte anfangs vorsichtig einsteigen, mit einigen Tropfen Ingwersaft auf einen Teelöffel Öl anfangen und die Reaktion des Körpers abwarten.

Im ursprünglichen Rezept wird frische Ingwerwurzel entsaftet. Die hier vorgestellte Variante ist eine schnelle, unkomplizierte Abwandlung.

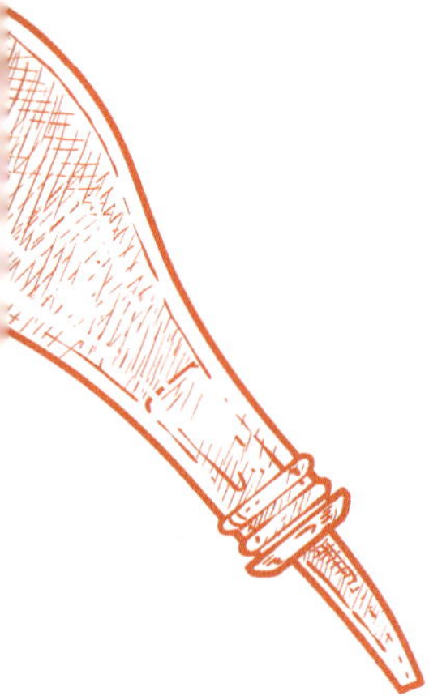

Spannend zu wissen:

Die Behandlung der Füße hat in verschiedenen Konzepten der Heilkunde eine lange Tradition – natürlich in der Fußreflexzonentherapie, aber auch in der europäischen Naturheilkunde, dem Ayurveda und der Traditionellen Chinesischen Medizin. Gerade bei Erkältungen setzen ganz unterschiedliche Richtungen der Heilkunde auf Anwendungen, die die Durchblutung in den Füßen steigern, indem sie das Blut dorthin »ziehen«. Man spricht hier von Ableitungsverfahren. Europäische Varianten sind das Fußbad mit Salz, das Fußbad mit Senfmehl, Fußsohlen-Auflagen mit Zwiebeln oder Meerrettich etc.

Übrigens: Das Ingweröl kann auch anderweitig eingesetzt werden, z.B. lokal bei Rückenschmerzen.

INGWERSAFT-TEE MIT ZITRONE, HONIG UND PFEFFER

bei Erkältung

Aus Mittelamerika

So geht's:

Das Wasser erhitzen. Ingwersaft, Honig, Zitronensaft und Pfeffer dazugeben, verrühren. 4–6 Tassen über den Tag verteilt trinken, je nach Magenverträglichkeit weniger.

Wichtige Hinweise und Empfehlungen:

Falls Sie keine Möglichkeit zum Entsaften haben, den Ingwer sehr klein schneiden und über 3–4 Stunden in warmem Wasser ziehen lassen.
Von dem Trester (das sind die Ingwerreste nach dem Auspressen) kann noch ein weiterer Auszug hergestellt werden: dafür diesen erneut mit heißem Wasser bedecken und 4–8 Stunden bedeckt ziehen lassen, abseihen.

Das brauchen Sie:

350 ml Wasser

¼ Tasse möglichst frisch gepressten Ingwersaft (Entsafter, Mixer, Knoblauchpresse)

1 EL Honig

Saft von ¼ Zitrone

1 gute Prise Pfeffer

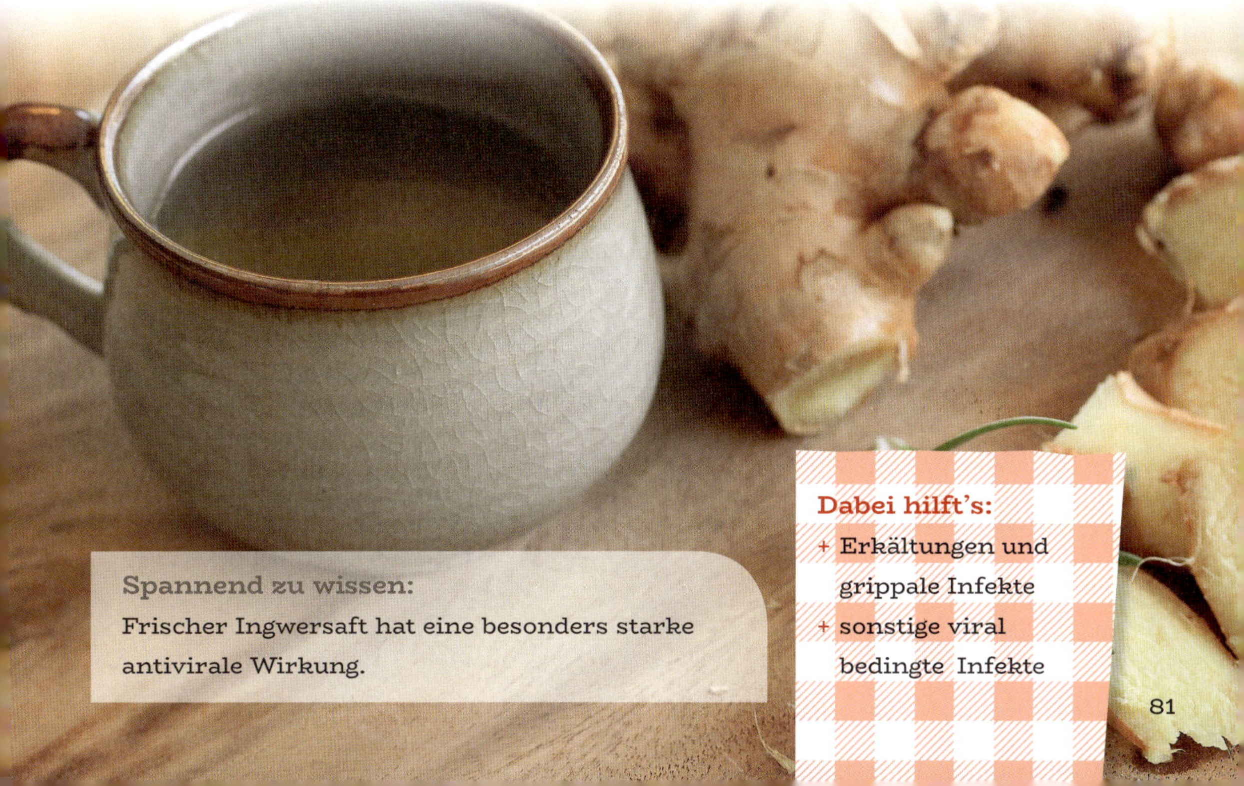

Spannend zu wissen:
Frischer Ingwersaft hat eine besonders starke antivirale Wirkung.

Dabei hilft's:
- Erkältungen und grippale Infekte
- sonstige viral bedingte Infekte

Aus Mexiko

MEXIKANISCHER SCHNUPFENKILLER

bei Erkältung

Das brauchen Sie:

1 Knoblauchzehe

1 EL Honig

1–2 EL Zitronensaft

warmes Wasser

So geht's:

Den Knoblauch klein schneiden oder pressen und in ein Glas geben, mit Honig und Zitronensaft verrühren. Mit warmem Wasser aufgießen, verrühren.

Wichtige Hinweise und Empfehlungen:

Im Original wird Limettensaft verwendet.

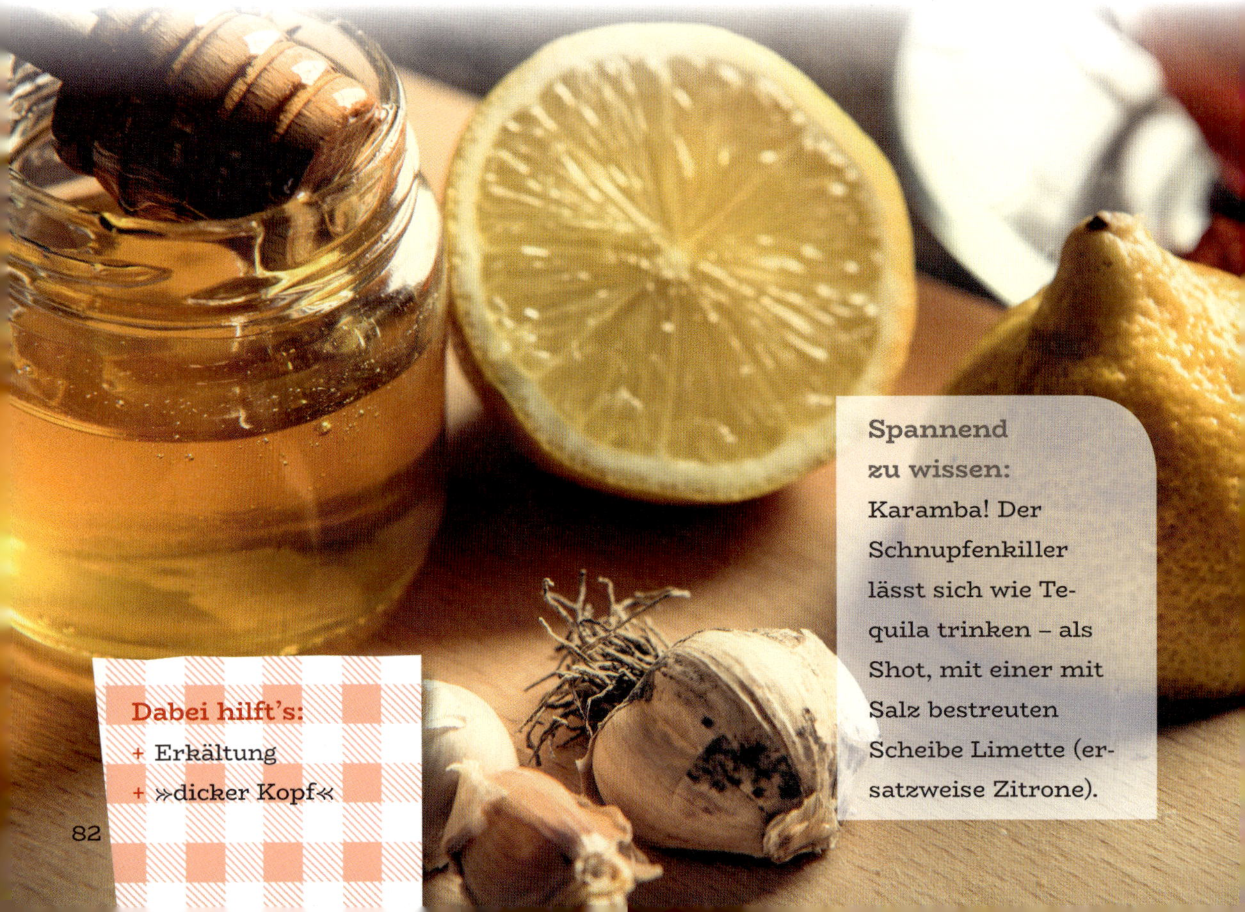

Spannend zu wissen:
Karamba! Der Schnupfenkiller lässt sich wie Tequila trinken – als Shot, mit einer mit Salz bestreuten Scheibe Limette (ersatzweise Zitrone).

Dabei hilft's:

+ Erkältung
+ »dicker Kopf«

SCHNELLES KRÄUTERSALZ FÜR DEN KOPFDAMPF

bei Erkältung

Aus Deutschland

So geht's:

Das Salz mit den Kräutern im Mixer oder Mörser zerkleinern (alternativ: unzerkleinert verwenden), in eine Schüssel geben und das heiße Wasser darübergießen. Den Kopf über die Schüssel halten, mit einem Handtuch so abdecken, dass kein Dampf entweicht. 10 Minuten tief einatmen.

Wichtige Hinweise und Empfehlungen:

Wenn es schnell gehen muss, kann man natürlich auch nur mit Salz inhalieren.
Achtung: Auf keinen Fall Kinder allein über dem heißen Wasser inhalieren lassen – Verbrühungsgefahr!
Keine Anwendung bei verstopfter Nase, sie verstopft sonst nur weiter.
Das Inhalationssalz lässt sich auch gut auf Vorrat anlegen: Dafür 100 g Salz mit je 2 Teelöffeln Thymian, Salbei und Melisse getrocknet oder frisch (dann etwas mehr) in der Küchenmaschine zerkleinern. Die Mischung in einem Glas gut verschlossen aufbewahren. Zum Inhalieren pro Anwendung 2–3 Teelöffel des Salzes in Wasser auflösen.
Sie können das Salz auch in die Badewanne geben.

Das brauchen Sie:

2–3 TL Salz (am besten aus dem Bioladen und möglichst kein Kochsalz)

1–2 TL getrocknete oder frische Kräuter (z. B. Thymian, Melisse oder Salbei)

1 Schüssel

2 l heißes, aber nicht kochendes Wasser

1 Handtuch

Dabei hilft's:

+ Erkältung
+ Kopfschmerzen

Aus dem Mittelmeerraum

EIN LÖFFEL OLIVENÖL

bei Erschöpfung

Das brauchen Sie:

1 TL–1 EL hochwertiges Olivenöl

So geht's:

Das Olivenöl vor einer Mahlzeit einnehmen (vielleicht, damit es besser schmeckt, mit einem Spritzer Zitronensaft).

Wichtige Hinweise und Empfehlungen:

Achten Sie auf gute Qualität des Öls.

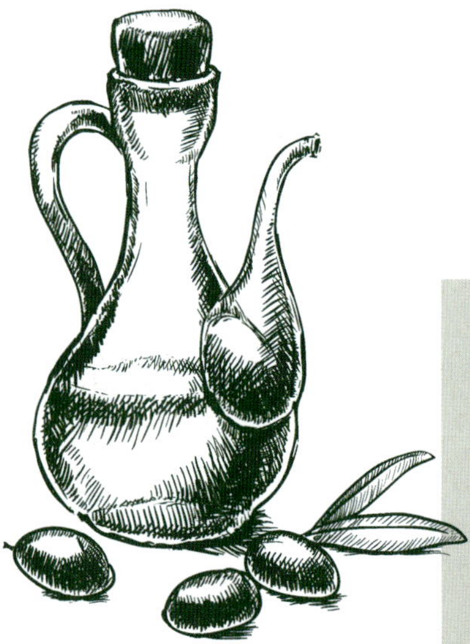

Spannend zu wissen:

Es ist interessant zu beobachten, dass in vielen Kulturen Öl getrunken wird, wenn eine Krankheit sich anbahnt oder bereits ausgebrochen ist. Im Mittelmeerraum ist es Olivenöl, in Marokko Arganöl, in den Tropen Kokosöl. Letzteres wird z. B. bei Entzündungen, chronischer Müdigkeit, Energiemangel und Schwächezuständen eingenommen. In Tibet gehört der »Buttertee« zur täglichen Routine, und im Ayurveda spielt das »Ghee-Trinken« gerade in den Kuren eine besonders große Rolle.

Nachdem Fette lange kritisch gesehen wurden, weiß man heute, wie wichtig sie für die gesamte Gesundheit sind. Gerade die pflanzlichen Fette liefern nicht nur wichtige Bausteine für den Stoffwechsel, sondern binden auch fettlösliche Gifte, sodass diese über den Darm (oder äußerlich über die Haut) ausgeschieden werden können.

Dabei hilft's:

+ Darmträgheit
+ um den Darm zu »schmieren«
+ Müdigkeit, Abgeschlagenheit
+ Entzündungen

ZITRONEN-HONIG-WASSER

bei Fettleber

Aus Indien

So geht's:

Zitronensaft und Honig in das Glas Wasser geben und umrühren. 1 × täglich trinken.

Wichtige Hinweise und Empfehlungen:

Dieses Rezept eignet sich für all diejenigen, denen das morgendliche Glas Wasser mit Zitrone zu sauer ist und die einen kleinen Energie-Kick vertragen können.

Das brauchen Sie:

1 TL Zitronensaft

1 TL Honig

1 Glas warmes Wasser

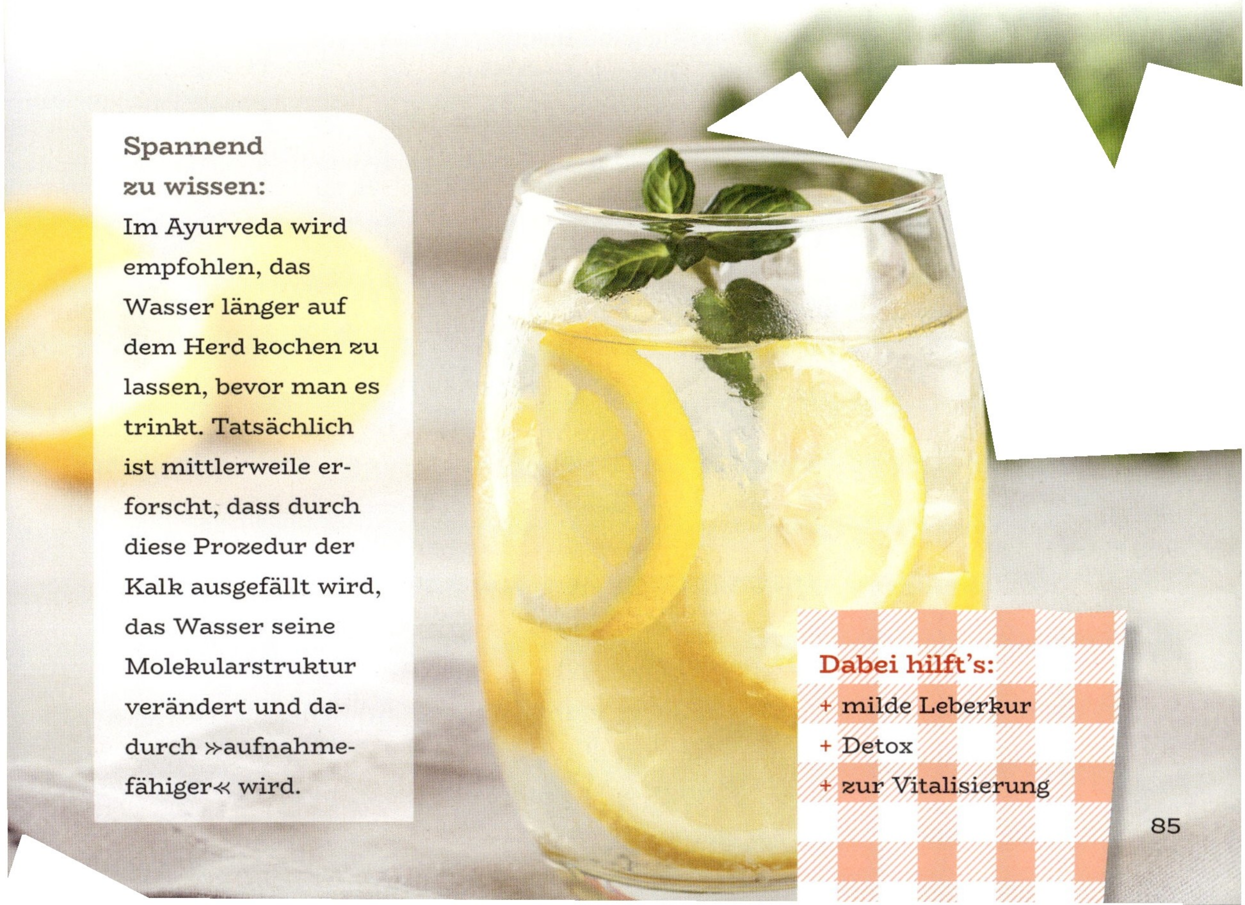

Spannend zu wissen:

Im Ayurveda wird empfohlen, das Wasser länger auf dem Herd kochen zu lassen, bevor man es trinkt. Tatsächlich ist mittlerweile erforscht, dass durch diese Prozedur der Kalk ausgefällt wird, das Wasser seine Molekularstruktur verändert und dadurch »aufnahmefähiger« wird.

Dabei hilft's:

+ milde Leberkur
+ Detox
+ zur Vitalisierung

Weltweit

WADENWICKEL MIT ESSIGWASSER

bei Fieber

Das brauchen Sie:

1 Badetuch zum Unterlegen

2 Geschirrtücher

1 Schüssel mit 2 l Wasser, dessen Temperatur etwas unter Körpertemperatur liegt (also nicht kalt!), und
1 Schuss Apfel- bzw. sonstigem Obstessig

2 Frotteehandtücher

1 Decke

So geht's:

Den Raum lüften und das Badetuch auf die untere Hälfte des Bettes legen. Die Geschirrtücher in dem Essigwasser tränken, gut auswringen, faltenfrei und locker je ein Handtuch um einen Unterschenkel wickeln, die Gelenke dabei frei lassen. Mit den Frotteehandtüchern umwickeln und mit der Decke zudecken. Nach 5–10 Minuten sind die Geschirrtücher meist körperwarm, dann eventuell neu mit Essigwasser tränken und wieder anlegen. Nach dem Abnehmen der Wickel die Beine frottieren und zudecken.

Wichtige Hinweise und Empfehlungen:

Keine Anwendung bei kalten Füßen oder Beinen, bei Frösteln, Frieren, Zittern, Schüttelfrost, beginnender Erkältung, in der Phase des Fieberanstiegs, bei akutem Harnwegsinfekt oder Reizung des Ischiasnervs.

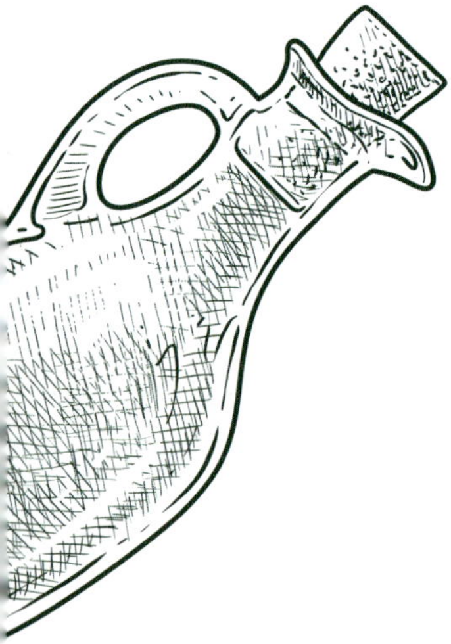

Spannend zu wissen:

Die kühlen Umschläge ziehen die Hitze nach unten und leiten sie aus dem Körper hinaus. Der Essig wirkt erfrischend und entsäuernd. In Österreich werden bei Fieber Essigsocken angelegt. Dafür lange Wollsocken in Essigwasser tränken, leicht auswringen und nass über die Füße und Waden ziehen. Mit einem trockenen Handtuch umwickeln. Ansonsten weiter wie oben.

Dabei hilft's:

+ Fieber
+ schwere Beine

SAUERHONIG/OXYMEL

Aus Europa

bei Fieber und Hitze

So geht's:

Eine weithalsige Flasche oder ein anderes Gefäß zu zwei Dritteln mit Honig füllen, das restliche Drittel mit Essig auffüllen und vermischen. Der entstehende Sirup ist bei Zimmertemperatur und dunkel gelagert mindestens ein Jahr haltbar.
Bei Bedarf kann man entweder 1 Löffel Oxymel pur einnehmen oder ihn in ein Glas geben und mit Wasser aufgießen (als Erfrischungsgetränk mit Mineralwasser).

Das brauchen Sie:

1 saubere weithalsige Flasche

⅔ Volumenteile guten Honig

⅓ Volumenteil guten Essig

Wichtige Hinweise und Empfehlungen:

Es gibt auch Rezepte mit anderen Mischungsverhältnissen, aber dieses Verhältnis – 2:1 – ist besonders haltbar und findet sich schon in den alten Medizinbüchern.

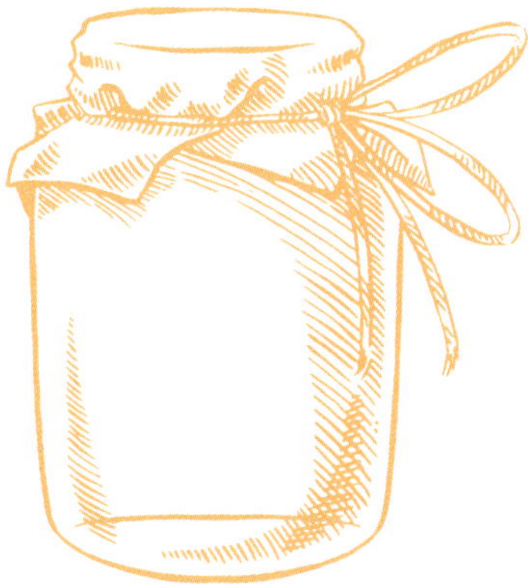

Spannend zu wissen:

Seit Hippokrates wird diese Mischung verwendet für das »Hitze- oder Fiebermanagement«: Oxyymel sorgt dafür, dass das Fieber nicht zu hoch klettert, ohne es zu unterdrücken.
Oxymel ist die Grundlage zahlreicher weiterer Rezepte. Der Name bedeutet so viel wie »Sauerhonig« – *oxy* heißt auf Griechisch sauer, *mel* ist der Honig. Das Rezept ist seit der Antike bekannt und wurde verwendet, um Kräuterauszüge zuzubereiten. In diesem Buch finden Sie noch Rezepte mit Ingwer oder Zwiebel. Man kann natürlich auch andere Oxymels herstellen, z.B. mit Rosmarin, Salbei, Rosenblättern, Lavendel, Fichtennadelspitzen, Bärlauch …

Dabei hilft's:

+ Fieber- oder Hitzeschübe
+ als Sommer-Durstlöscher

Aus Deutschland

APFELESSIG MIT KNOBLAUCH UND NELKEN

bei Fuß- und Nagelpilz

Das brauchen Sie:

3 klein gehackte Knoblauchzehen

3 Nelkenknospen

½ l Apfelessig

1 saubere weithalsige Flasche

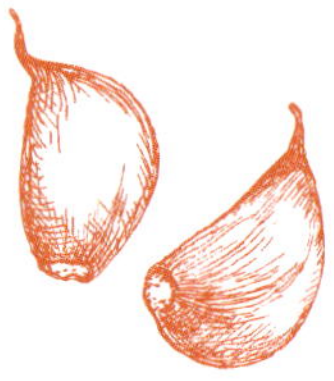

So geht's:

Knoblauch und Nelken zusammen mit dem Essig in eine weithalsige Flasche geben, 3–4 Wochen an einem kühlen, dunklen Platz stehen lassen, immer wieder schütteln. Abseihen.

Anwendungsmöglichkeiten:

Die betroffenen Hautstellen direkt betupfen (mit einem Q-tip oder Wattepad).

Den Essig 1:1 mit Wasser verdünnen und damit Fuß und Zehenzwischenräume einsprühen (Sprühflaschen gibt's im Internet).

Den Essig einem warmen Fußbad beifügen (2–3 Esslöffel auf eine große Schüssel). Anwendungsdauer: 10 Minuten.

Strümpfe und Socken vor dem Waschen in Essigwasser (4 Teile Wasser auf 1 Teil Essig) einweichen.

Wichtige Hinweise und Empfehlungen:

Bei Nagel- und Fußpilz braucht man viel Geduld; also am Ball bleiben!

Den Gewürzessig zu Beginn vorsichtig dosieren.

Beim Fußbad: Die Wanne anschließend heiß ausspülen; nicht für andere Zwecke bzw. Personen verwenden.

Spannend zu wissen:

Knoblauch hat nicht nur antibakterielle, sondern auch pilzhemmende Eigenschaften. Essig reguliert den pH-Wert; dadurch wird der natürliche Säuremantel der Haut wiederaufgebaut und regeneriert. Aus diesem Grund ist die Anwendung von Essig bei Hautleiden, insbesondere bei Pilzerkrankungen, ausgesprochen sinnvoll.

APFELSCHALEN

bei chronischen Gelenkschmerzen

Aus den USA

So geht's:

Nehmen Sie täglich die Schale von einem Apfel ein – am einfachsten in Form eines ganzen Apfels als »An apple a day«, alternativ auch in der getrockneten Variante oder als Apfelschalenpulver aus dem Handel.

Wichtige Hinweise und Empfehlungen:

Achten Sie darauf, zu den Apfelschalen ausreichend zu trinken.

Das brauchen Sie:

Apfelschalen – egal ob abgeschält und getrocknet, als Pulver, mit dem ganzen Apfel aus der Hand gegessen oder durch die »flotte Lotte« gedreht. Ihrer Fantasie sind keine Grenzen gesetzt.

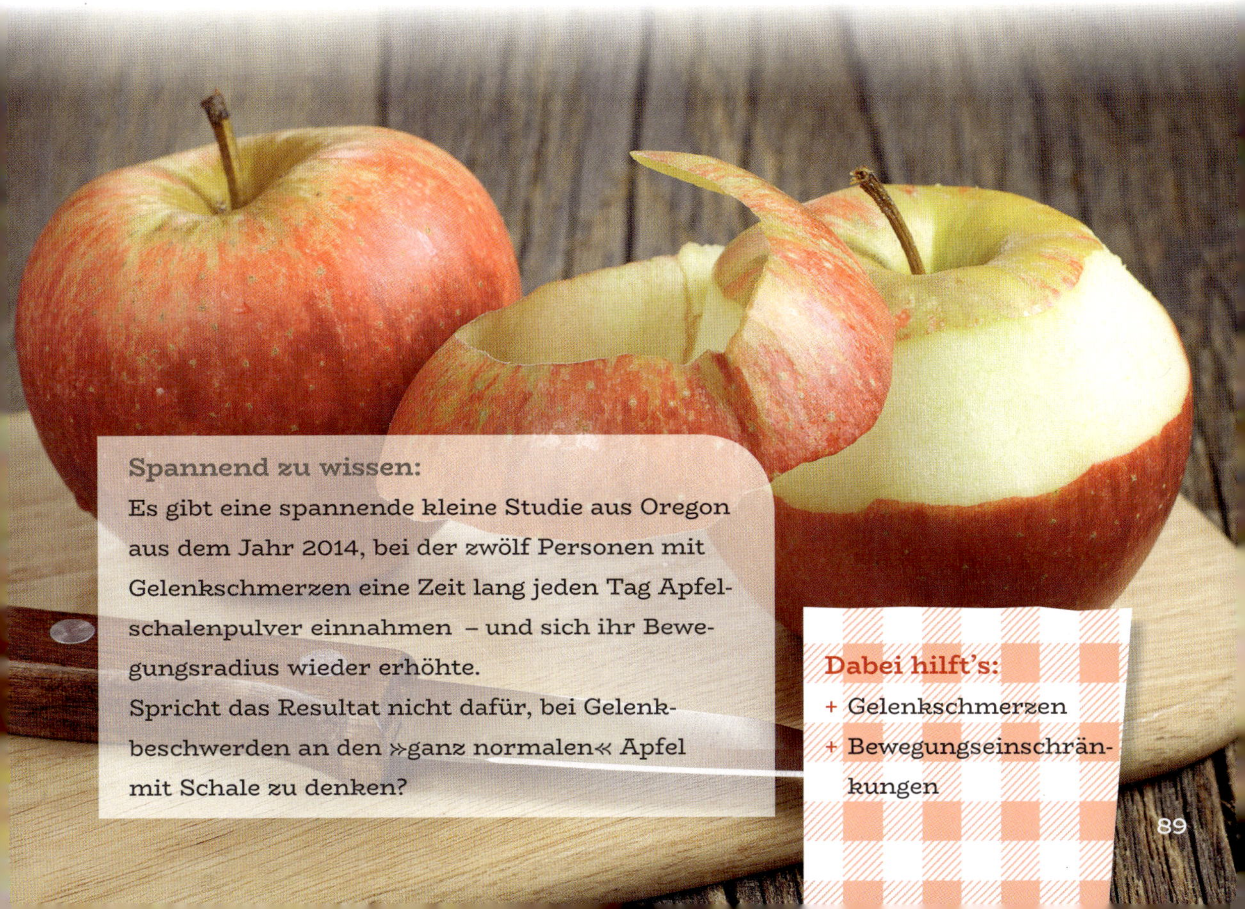

Spannend zu wissen:

Es gibt eine spannende kleine Studie aus Oregon aus dem Jahr 2014, bei der zwölf Personen mit Gelenkschmerzen eine Zeit lang jeden Tag Apfelschalenpulver einnahmen – und sich ihr Bewegungsradius wieder erhöhte.
Spricht das Resultat nicht dafür, bei Gelenkbeschwerden an den »ganz normalen« Apfel mit Schale zu denken?

Dabei hilft's:

+ Gelenkschmerzen
+ Bewegungseinschränkungen

Aus Asien

KOKOSÖL PUR

bei brüchigen Haaren

Das brauchen Sie:

Kokosöl

So geht's:

Als Kur: Einige Stunden vor der Haarwäsche reichlich Kokosöl in das Haar (oder auch nur die Spitzen) einarbeiten und dann später gründlich auswaschen. (Bewährt zur Mädels-DVD-und-Beauty-Night: Vor dem Lieblingsfilm das Öl auftragen, währenddessen Hände und Füße pflegen und danach die Haare waschen.)
Für die regelmäßige Pflege: Für halblange Haare eine mandelgroße Menge Öl zwischen die Hände nehmen, dort schmelzen und über Hände, Finger und Fingerzwischenräume verteilen. Dann am Nacken beginnend in die Kopfhaut einmassieren.

Wichtige Hinweise und Empfehlungen:

Falls Sie eine XXL-Kur machen und das Kokosöl über Nacht einwirken lassen möchten, ist ein ausrangiertes Kopfkissen samt altem Bezug für die Nacht ratsam, darüber am besten noch ein altes Frotteehandtuch legen. Die Haare selber können über Nacht mit Frischhaltefolie am Kopf fixiert werden.

Dabei hilft's:

+ trockene, spröde oder brüchige Haare
+ zur allgemeinen Haarpflege

Spannend zu wissen:

Kokosöl als Mittel zur Haar- und Hautpflege ist weit verbreitet – nämlich überall dort, wo die Kokospalme wächst: Im Hinblick auf die Haare wird es allgemein zur Pflege, aber auch speziell bei Schuppen und Haarausfall verwendet. Das Öl befeuchtet Haut und Haare, es enthält Vitamin E und viele Antioxidantien, daneben die entzündungshemmende Laurinsäure, eine Fettsäure.

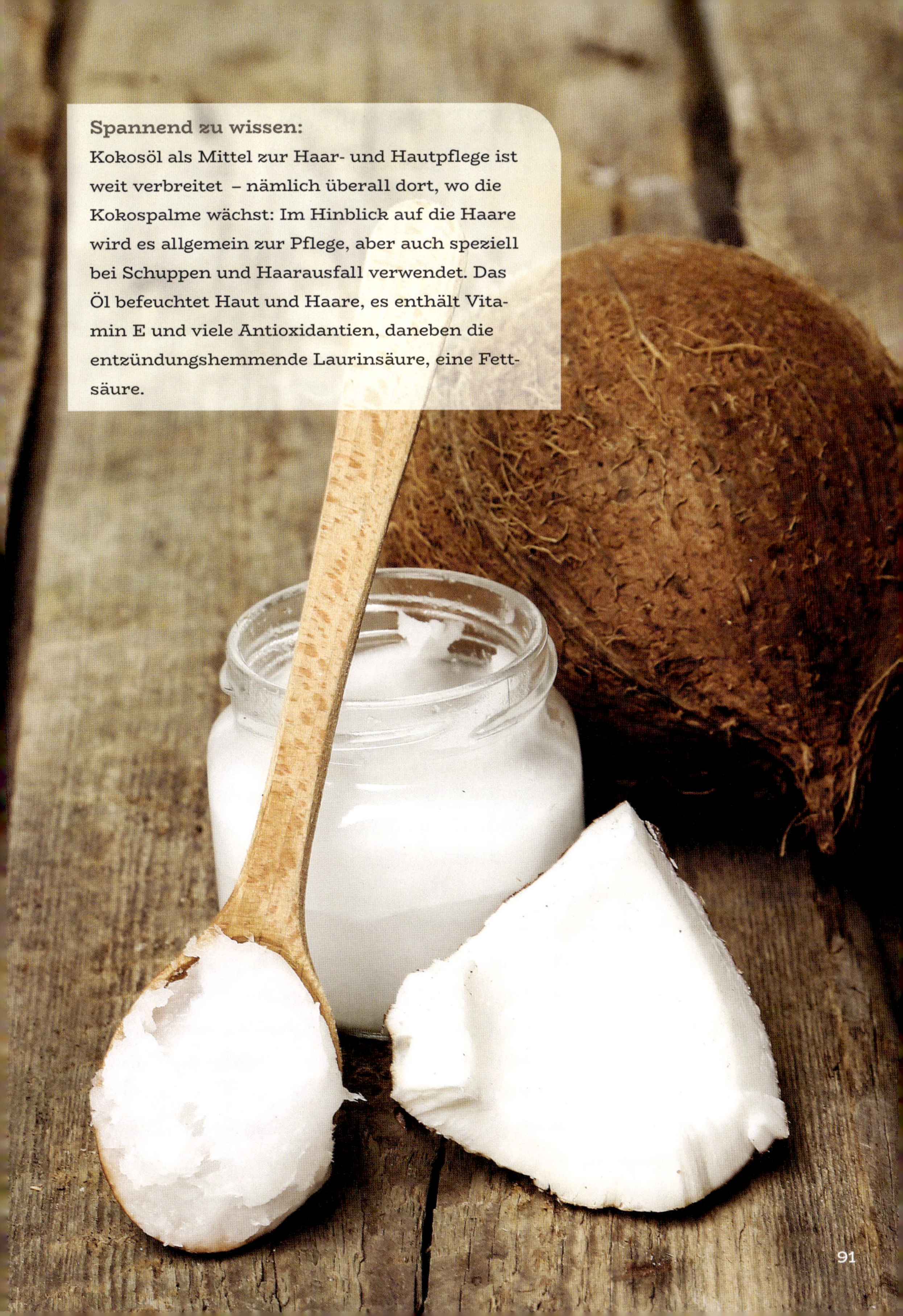

Aus Osteuropa

KARTOFFELN IM STRUMPF

bei Halsschmerzen

Das brauchen Sie:

4–5 kleine Kartoffeln (möglichst mehlig kochende)

1 sauberen einzelnen Kniestrumpf, der ausrangiert werden kann

1 Sicherheitsnadel

1 trockenes Tuch

1 Wollschal

So geht's:

Die Kartoffeln kochen, bis sie weich sind. Etwas auskühlen lassen, in den Strumpf füllen, zerdrücken und noch mal etwas ausdampfen lassen. Den Strumpf mit der Sicherheitsnadel am Ende »verschließen« oder einen Knoten machen, dann in ein Baumwoll- oder Frotteetuch einschlagen. So um den Hals legen, dass die Wirbelsäule am Nacken frei bleibt. Erst mit dem Schal fixieren, wenn die Temperatur angenehm (nicht zu heiß!) ist. Den Wickel so lange tragen, wie es sich gut anfühlt. Nach dem Abnehmen die Haut eincremen.

Wichtige Hinweise und Empfehlungen:

Die Anwendung sollte nur durchgeführt werden, wenn Wärme angenehm ist.
Achtung: Zu heiß aufgelegt, kann der Wickel zu Verbrennungen führen! Bei Kindern und alten Menschen besonders vorsichtig sein, sie können Hitze oft nicht gut einschätzen.

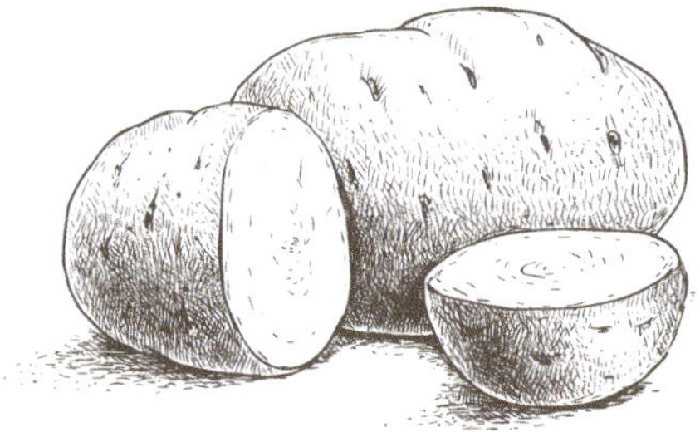

Dabei hilft's:

+ Halsschmerzen
+ Heiserkeit

Spannend zu wissen:

Manche naturheilkundlichen Ärzte schwören darauf, dass es ein benutzter Kniestrumpf sein muss. Ob das wirklich einen Unterschied macht?

ZITRONENWASSER-WICKEL

bei Halsschmerzen

Weltweit

So geht's:

Die halbe Zitrone in eine Schüssel legen und mit einem Messer die Schale sternförmig einritzen. Mit einem Kochlöffel o. Ä. die Zitrone zerdrücken, bis der Saft austritt, dann mit dem Wasser übergießen. Etwas abkühlen lassen, bis die Temperatur angenehm ist. Ein Baumwoll-Geschirrtuch doppelt legen, in das Zitronenwasser tauchen, gut auswringen. Das Tuch um den Hals legen, mit dem zweiten, trockenen Baumwolltuch bedecken und das Ganze mit dem Schal fixieren. Das feuchte Tuch sollte vollständig bedeckt sein. Anwendung 1 × täglich für 10–30 Minuten, solange die Beschwerden anhalten. Nach dem Abnehmen die Haut gut abtrocknen und einen Schal umbinden.

Wichtige Hinweise und Empfehlungen:

Wenn es zu Brennen oder Kribbeln kommt, den Wickel abnehmen und die Haut abwaschen.

Das brauchen Sie:

½ Biozitrone, gewaschen

1 Schüssel

1 Kochlöffel oder Stampfer

ca. 500 ml heißes Wasser

2 Baumwoll-Geschirrtücher

1 Wollschal

1 Schüssel

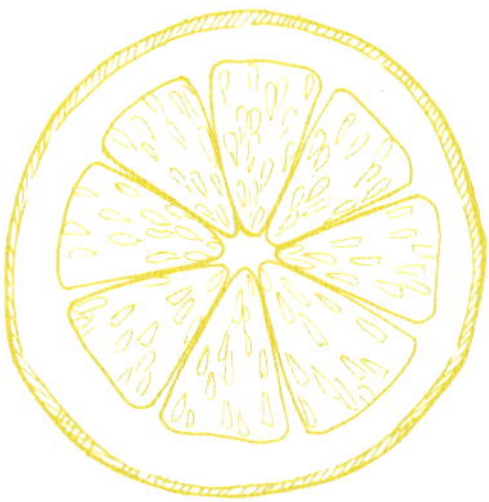

Spannend zu wissen:

Gülseren, eine Hebamme aus Berlin-Kreuzberg, schwört auf die Zitrone als Heilmittel, ob für den Halswickel oder andere Anwendungen: »Selbst in einer so turbulenten Situation wie nach einer Geburt findet sich meist eine Zitrone im Haushalt. Sie erfrischt – und riecht gut!«

Dabei hilft's:

+ Halsschmerzen mit Schluckbeschwerden
+ Mandelentzündung

Aus Ägypten

HONIG-ÖL-PACKUNG

bei rauen Händen

Das brauchen Sie:

1 EL Honig

1 EL Öl (z.B. Olivenöl)

So geht's:

Honig und Öl mischen, auf die Hände auftragen (wie beim Händewaschen). Dann am besten Einmalhandschuhe überziehen, ansonsten die Hände einfach mal in den Schoß legen. 10 Minuten einwirken lassen, dann abspülen.

Wichtige Hinweise und Empfehlungen:

Achtung, die Masse ist ziemlich klebrig.
Wer zusätzlich gleich noch etwas für seine Nägel tun möchte: 2 Teelöffel Olivenöl und 1 Teelöffel Apfelessig mischen und die Nägel an Händen und Füßen damit massieren.

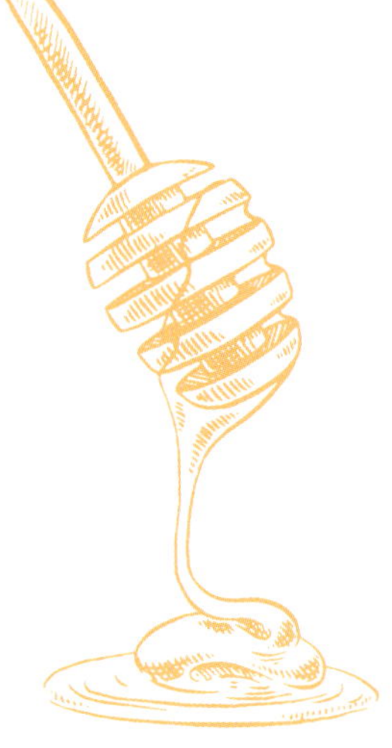

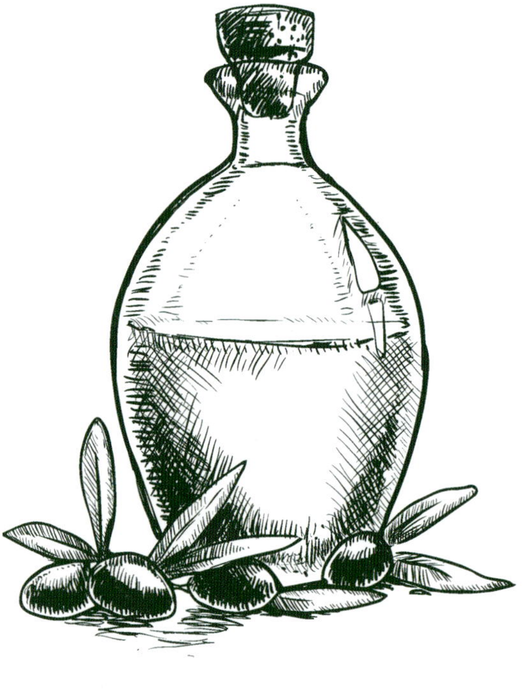

Dabei hilft's:

+ raue Hände
+ als kleine Auszeit im Alltag

ORANGENESSIG-GESICHTSWASSER

bei unreiner Haut

Aus Frankreich

So geht's:

Die Orangen heiß waschen, die Schale ablösen (ohne die weiße Innenhaut) und in Streifen schneiden. Die Orangenzesten in ein weithalsiges Glasgefäß geben, mit Apfelessig komplett bedecken. Das Glas verschließen, an einen kühlen, dunklen Platz stellen und dort 2–3 Wochen ziehen lassen. Dann mit einem Kaffeefilter abfiltern.
1 Teelöffel des Orangenessigs in ½ Tasse Wasser geben, ein Wattepad darin tränken und Gesicht, Hals und Dekolleté damit abtupfen.

Das brauchen Sie:

2–3 Bioorangen

1 sauberes Schraubglas

Apfelessig

½ Tasse Wasser

Wichtige Hinweise und Empfehlungen:

Die Dosierung kann individuell angepasst werden. Vielfach wird auch empfohlen, bei Akne und Pickeln Apfelessig pur aufzutragen. Dies ist aber erfahrungsgemäß auf Dauer zu aggressiv.

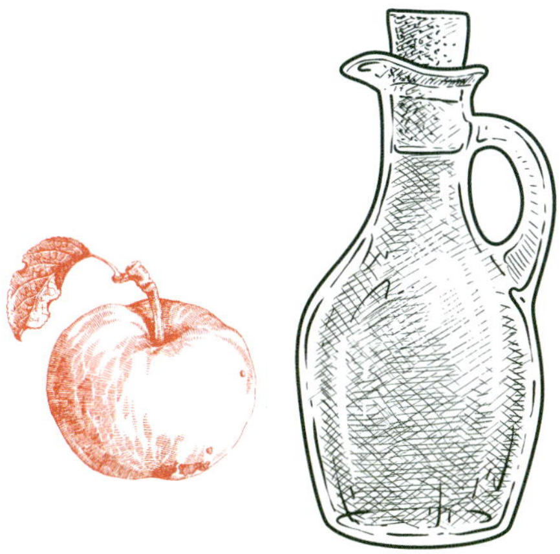

Spannend zu wissen:

Apfelessig enthält Frucht- und Essigsäuren. Dadurch wirkt er adstringierend (zusammenziehend) auf die Haut und quasi wie ein Fruchtsäure-Peeling.

Dabei hilft's:

+ unreine Haut, Pickel und Akne
+ müde Haut

Aus Asien

GESICHTSPFLEGE MIT REISWASSER

bei unreiner Haut und Akne

Das brauchen Sie:

Kochwasser von Reis (oder Reisnudeln)

1 Schüssel, Schraubglas oder Sprühflasche

So geht's:

Reis ohne Salz mit viel Wasser kochen. Beim Abseihen das Kochwasser auffangen, auf eine lauwarme Temperatur abkühlen lassen und in eine Schüssel geben.
Nun entweder mit sauberen Händen das Wasser direkt aus der Schüssel schöpfen und damit das Gesicht waschen oder in ein Glas füllen und mit einem sauberen Löffel auf ein Wattepad geben. Alternativ eine Sprühflasche verwenden.

Wichtige Hinweise und Empfehlungen:

Auch im Glas oder in einer Sprühflasche sollte das Kochwasser maximal 3–4 Tage im Kühlschrank aufbewahrt werden.

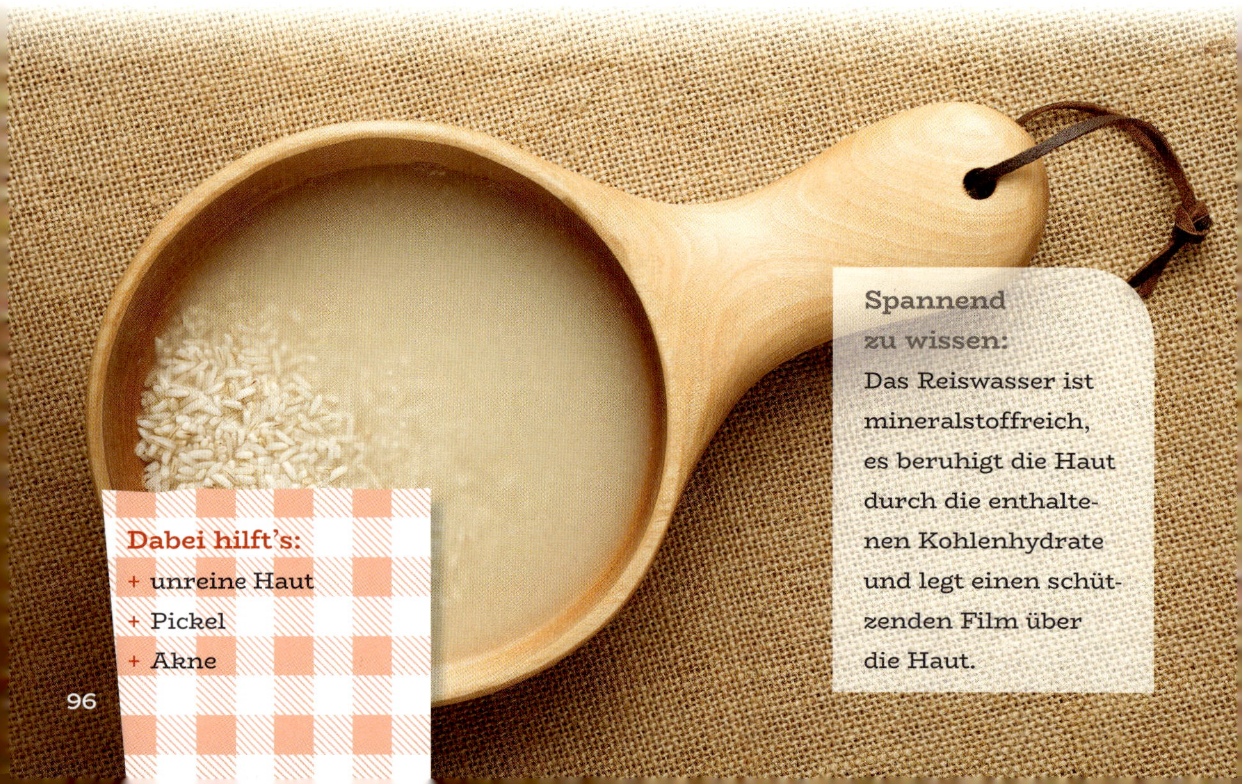

Spannend zu wissen:
Das Reiswasser ist mineralstoffreich, es beruhigt die Haut durch die enthaltenen Kohlenhydrate und legt einen schützenden Film über die Haut.

Dabei hilft's:
+ unreine Haut
+ Pickel
+ Akne

GESICHTSWASSER MIT HONIG

bei unreiner Haut und Akne

Aus China

So geht's:

Das Schraubglas mit Wasser füllen und Honig dazugeben (1 Teelöffel Honig auf 250 ml Wasser). Verrühren, das Glas zuschrauben und noch ein bisschen »shaken«, damit sich der Honig komplett auflöst.
Die Hände waschen. Etwas Honigwasser in die hohle Hand und dann auf das Gesicht geben, leicht einmassieren. Etwas einwirken lassen, dann mit kaltem Wasser abwaschen.
Alternativ lässt sich das Honigwasser auch mit einem Wattepad auftragen.

Wichtige Hinweise und Empfehlungen:

Das Wasser sollte unter 40 °C warm sein, da sonst die Enzyme im Honig zerstört werden und die Eiweiße stocken. Bewahren Sie das Honigwasser im Kühlschrank auf und bereiten es alle zwei Tage frisch zu.

Das brauchen Sie:

1 sauberes Schraubglas

zimmerwarmes Wasser

Honig

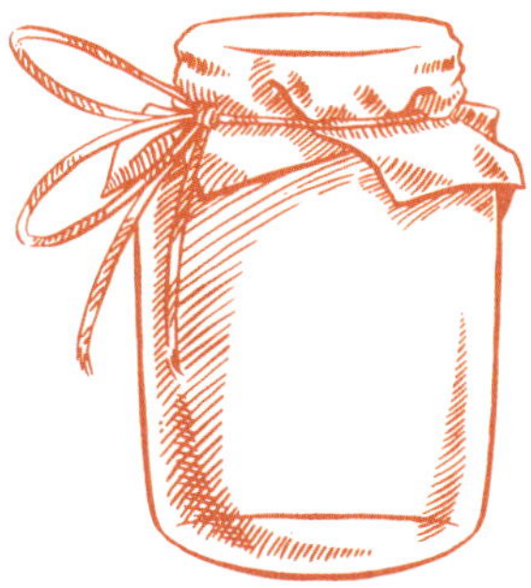

Spannend zu wissen:

Honig wirkt vor allem entzündungsmildernd und wundheilend.
Es gibt ein englisches Honigwasser, bei dem der Honig statt in Leitungswasser in Rosen- und Orangenblütenwasser aufgelöst wird …

Dabei hilft's:

+ unreine Haut
+ Pickel
+ Akne

Aus Asien

BÜRSTCHEN MIT TUPFER ÖL

zur Verbesserung der Hautatmung

Das brauchen Sie:

1 Gesichtsbürstchen mit Naturborsten (aus dem Drogeriemarkt)

1 Öl Ihrer Wahl (mein Vorschlag: Kokosöl)

So geht's:

Nach dem Abschminken das Gesicht befeuchten.
Das Bürstchen anfeuchten, dann ganz leicht in das Öl stippen. Mit sanften kreisförmigen Bewegungen ohne Druck das Gesicht damit abbürsten, zum Schluss abspülen.
Ganz ehrlich: Diese Bürstenmassage ist so angenehm, dass Sie sie wahrscheinlich am ganzen Körper durchführen möchten – tun Sie das am besten vor dem Duschen.
Auch hier gilt: Wenig Öl reicht.

Wichtige Hinweise und Empfehlungen:

Verzichten Sie auf die Anwendung bei Störungen des Hautstoffwechsels (Schuppenflechte), Akne, entzündlichen Hautkrankheiten, Hautverletzungen oder offenen Wunden sowie bei nervöser Übererregbarkeit.
Das Bürstchen nach der Anwendung säubern und auf der Heizung trocknen.
Übertreiben Sie es nicht mit der Anwendung:
Maximal 2–3 × pro Woche ist genug.

Dabei hilft's:

+ zur Verbesserung der Hautatmung, -durchblutung und -erneuerung
+ für mehr Frische

Spannend zu wissen:

Die Entgiftung und Reinigung über die Haut ist in vielen alten Kulturen gang und gäbe – so setzen beispielsweise im Ayurveda die Behandlungen immer »von innen und außen« an. Dementsprechend spielen Ölanwendungen, Ölmassagen und Ölgüsse hier eine zentrale Rolle.

ÖL-ZUCKER-PEELING

Aus Afrika

zur Verbesserung der Hautatmung

So geht's:

Zu der Tasse mit dem Zucker gerade so viel Öl geben, dass der Zucker leicht benetzt, aber noch nicht breiig ist. Umrühren.

Die Haut unter der Dusche kurz anfeuchten, dann das Peeling mit kleinen kreisenden Bewegungen auftragen und einmassieren – immer von der Peripherie zur Körpermitte. Mit warmem Wasser abduschen. Die Zuckerkristalle lösen sich auf und werden abgespült. Auf der Haut bleibt ein dünner Ölfilm zurück.

Wichtige Hinweise und Empfehlungen:

Die Wanne oder Dusche hinterher sehr gut ausspülen – Rutschgefahr!

Für eine Handpackung reichen 1 Esslöffel Zucker und 1 Teelöffel Olivenöl.

Das brauchen Sie:

Für ein Ganzkörperpeeling:

ca. ⅔ kleine Tasse Zucker

ca. ½ kleine Tasse Öl

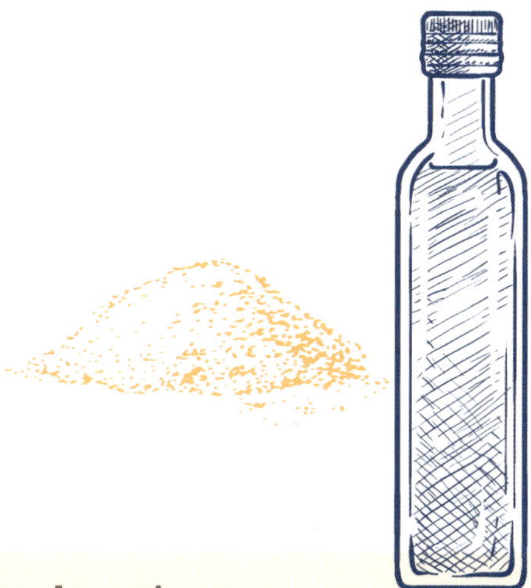

Spannend zu wissen:

Ein schneller Tipp, ebenfalls aus Afrika: Etwas Zucker in die normale Waschlotion oder das Duschgel geben.

Dabei hilft's:

- raue Hände und Ellbogen
- Hautgrieß an den Oberarmen
- Cellulite an den Oberschenkeln
- vernachlässigte Füße
- kurz: alle Hautbereiche und Körperteile, die etwas Verjüngung und Durchblutung gebrauchen können

Aus Marokko

OLIVENÖL MIT ZITRONE

bei Heiserkeit und Stimmproblemen

Das brauchen Sie:

1 EL Olivenöl

1 TL Zitronensaft

So geht's:

Olivenöl und Zitronensaft mischen. Die Mixtur morgens einnehmen. Kurz im Mund hin und her bewegen, dann langsam und genüsslich schlucken und die Kehle hinunterrinnen lassen, damit die Schleimhäute benetzt werden.

Wichtige Hinweise und Empfehlungen:

Wenn die Zitrone im Hals zu stark reizt, den Olivenölanteil erhöhen oder die Zitrone ganz weglassen.

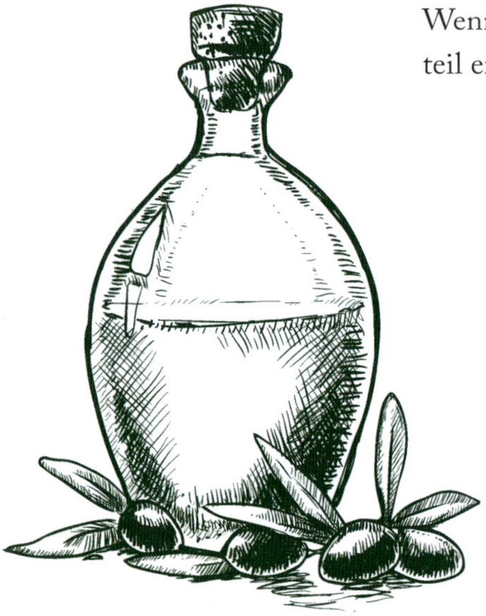

Spannend zu wissen:

Ähnliche Anwendungen kennt man überall da, wo es Oliven und Zitronen gibt – in Italien, Spanien, auf Mallorca. Das Rezept ist so einfach wie wirkungsvoll – ob im akuten Krankheitsfall oder auch, um die Stimme zu pflegen und einer Halsentzündung vorzubeugen. Da ich selber viele Vorträge halte, aber auch singe, gehört ein gut verschließbares Fläschchen mit Olivenöl und Zitronensaft stets in mein Reisegepäck.

Dabei hilft's:

+ Halsschmerzen
+ Heiserkeit und Stimmprobleme
+ Husten

ZITRONENSCHALENÖL

Aus Afrika

bei Herpes

So geht's:

Die Zitrone waschen, dann die Schale so zwischen den Fingern oder gegen eine saubere Unterlage pressen (indem die normale Krümmung der Zitrone verstärkt wird), dass Öl aus der Schale austritt. Das Zitronenschalenöl mit der gleichen Menge Olivenöl mischen und mehrmals täglich auf das Herpesbläschen auftragen (z.B. mit einem Wattestäbchen).

Wichtige Hinweise und Empfehlungen:

Achten Sie darauf, keine Zitronenölspritzer in die Augen zu kriegen.

Das brauchen Sie:

1 frische Biozitrone (oder -orange oder -pampelmuse/-grapefruit)

einige Tropfen Olivenöl

Spannend zu wissen:

Dieser Tipp stammt von einem wunderbaren Projekt: Anamed (kurz für »Aktion Natürliche Medizin in den Tropen«). Der Apotheker Dr. Hans-Martin Hirt gründete 1986 den Verein, um traditionelles Wissen zu bewahren, zu prüfen und zu verbreiten. Dazu gehören mittlerweile auch diverse Publikationen. In einer davon fand ich den Tipp mit der Zitronenschale bei Herpes. Lippenherpes ist aber nicht das einzige Anwendungsgebiet der Zitronenschale, das beschrieben wird: Sie wird auch – frisch geschnitten und ausgepresst – empfohlen, um damit bei Erkältung oder Ohnmacht zu inhalieren.

Diese Anwendung schlägt eine Brücke zur Aromatherapie, die das Zitronenöl nicht nur für eine erfrischende, belebende und konzentrationsfördernde Wirkung einsetzt, sondern auch als Desinfektionsmittel.

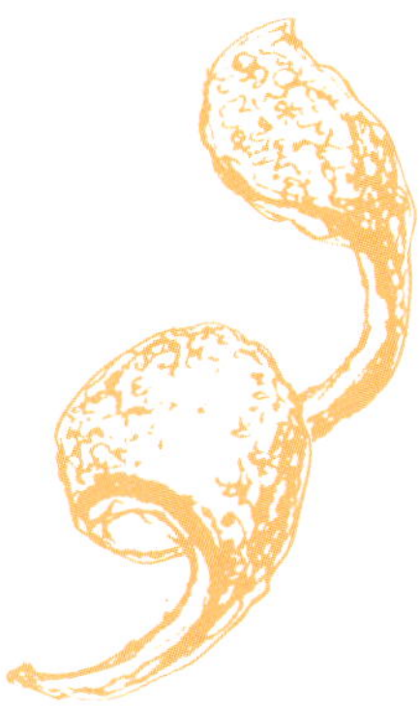

Dabei hilft's:

+ Herpes labialis

Aus Indien

EINREIBUNG MIT SESAMÖL UND SALZ

bei Husten

Das brauchen Sie:

gereiftes Sesamöl

Himalaja- oder Meersalz

So geht's:

Öl mit etwas Salz mischen und damit den Brustkorb massieren.

Wichtige Hinweise und Empfehlungen:

Die Salzkonzentration wird der individuellen Empfindlichkeit angepasst – also erst mal nur 1 gute Prise verwenden. Dann kann bei guter Verträglichkeit höher dosiert werden.

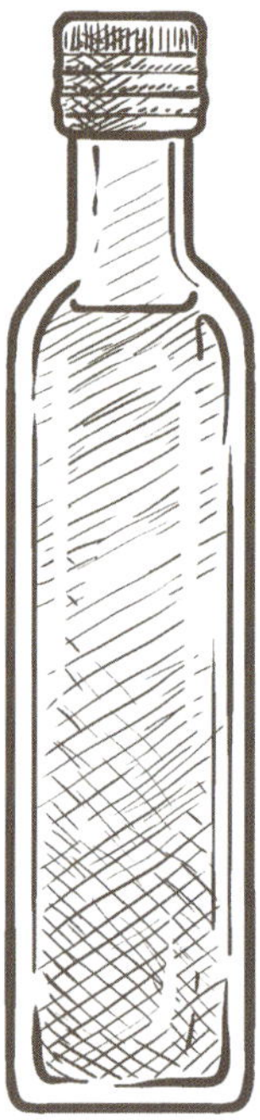

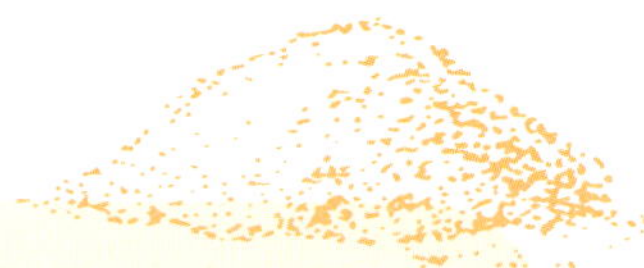

Spannend zu wissen:

Nach dem Verständnis des Ayurveda werden durch diese Maßnahme die Atemwege (Prana-Vaha-Srotas) gereinigt.

Im Ayurveda wird für viele Rezepte »gereiftes« Öl verwendet. Dafür wird Sesamöl auf 100–110 °C erwärmt. Um die richtige Temperatur abzupassen, gibt man 2–3 Tropfen Wasser in das Öl. Diese zerplatzen bei etwa 100 °C. Das Öl wird dann abgekühlt und lichtgeschützt aufbewahrt. Gereiftes Sesamöl wird besser über Haut und Schleimhäute absorbiert als normales und auch nicht so schnell ranzig.

Dabei hilft's:

+ Husten mit Verschleimung
+ Asthma

ZWIEBELSAFT MIT ZITRONE

bei Husten

Aus dem Iran

So geht's:

Die Zwiebel schälen, klein schneiden, in ein Schraubglas geben, Zucker, Kandis oder Honig hinzufügen, verrühren. Das Glas verschließen und einige Stunden (oder über Nacht) stehen lassen. Anschließend den Saft durchsieben, die Zwiebelstückchen entsorgen. Der Saft schmeckt besser, wenn Sie – wie im Iran üblich – 1 Teelöffel Zitronensaft dazugeben. Den Hustensaft im Kühlschrank aufbewahren. Mehrmals täglich 1–2 Esslöffel des Saftes einnehmen.

Das brauchen Sie:

1 große Zwiebel

1 sauberes Schraubglas

2 EL weißen oder braunen Zucker, Kandis oder Honig

1 TL Zitronensaft

Wichtige Hinweise und Empfehlungen:

Der Zwiebelhustensaft sollte jeden Tag frisch zubereitet werden.

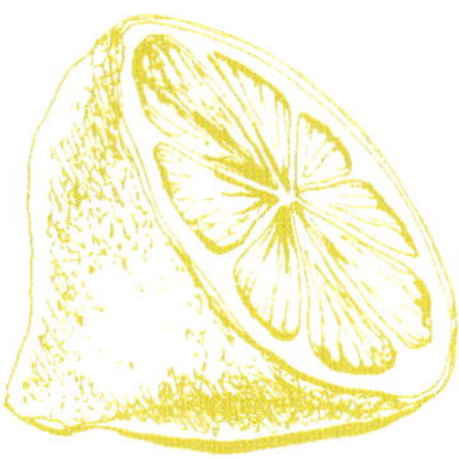

Spannend zu wissen:

Dies ist das weltweit wohl bekannteste Hausmittel. Die Zwiebel wirkt entzündungsmindernd, antibakteriell und antiasthmatisch. Mit dem Hustensaft wird die Entzündung bekämpft, gleichzeitig ein Schutzfilm über die Schleimhaut gelegt und der Husten gelöst.
Falls Sie abwägen, welches Süßungsmittel am besten ist – ich habe alle drei Versionen ausprobiert: Honig ist am gesündesten, zieht aber nicht so viel Flüssigkeit. Brauner Zucker und Kandis schmecken am besten; weißer Zucker ist schlicht, geht aber auch.
Übrigens: Viele ältere Menschen kennen auch noch die Zwiebelmilch bei Husten.

Dabei hilft's:

- Erkältung
- Husten

Aus Deutschland

KARTOFFELAUFLAGE VORNE UND HINTEN

bei festsitzendem Husten

Das brauchen Sie:

12–14 ungeschälte Biokartoffeln (am besten mehlig kochend)

1 Badetuch

2 Frotteehandtücher

2 Geschirrtücher

2 × 2 Lagen Küchenkrepp

Kartoffelstampfer o. Ä.

Sicherheitsnadeln

So geht's:

Die Kartoffeln gar kochen und ca. 10–15 Minuten auskühlen lassen. Badetuch quer in Brusthöhe auf Bett oder Sofa legen. Auf einem Tisch erst das Frotteehandtuch, darauf das Geschirrtuch, darauf 1 Lage Küchenkrepp legen. 6–7 Kartoffeln darauf verteilen, mit dem Kartoffelstampfer zerdrücken. Mit Küchenkrepp abdecken. Geschirrtuch einschlagen, mit Sicherheitsnadeln fixieren, dann das Frotteehandtuch einschlagen. Auf die gleiche Weise eine zweite Auflage vorbereiten. An der Innenseite des Unterarms die Temperatur prüfen. Je eine Auflage mit der faltenfreien Seite zur Haut auf Brust und Rücken legen. Das Badehandtuch locker um den Brustkorb schlagen, zudecken. Die Auflage so lange liegen lassen, wie sie als angenehm empfunden wird. Maximal 1 × täglich anwenden

Wichtige Hinweise und Empfehlungen:

Achtung: Die Kompresse kann sehr heiß sein, wenn man sie zu früh auflegt. Im schlimmsten Fall kann es zu Verbrennungen kommen. Daher nie fixieren!

Keine Anwendung bei kleinen Kindern. Bei älteren Kindern anwesend bleiben, falls die Auflage zu heiß wird und damit keine heißen Kartoffelstückchen herausfallen.

Bei alten Menschen die Haut auf mögliche Rötungen kontrollieren.

Bei hochakuten Entzündungen, Verschlimmerung durch Wärme, Sensibilitätsstörungen und Bluthochdruck auf die Anwendung verzichten.

Dabei hilft's:

+ festsitzender oder trockener Husten
+ Kältegefühl

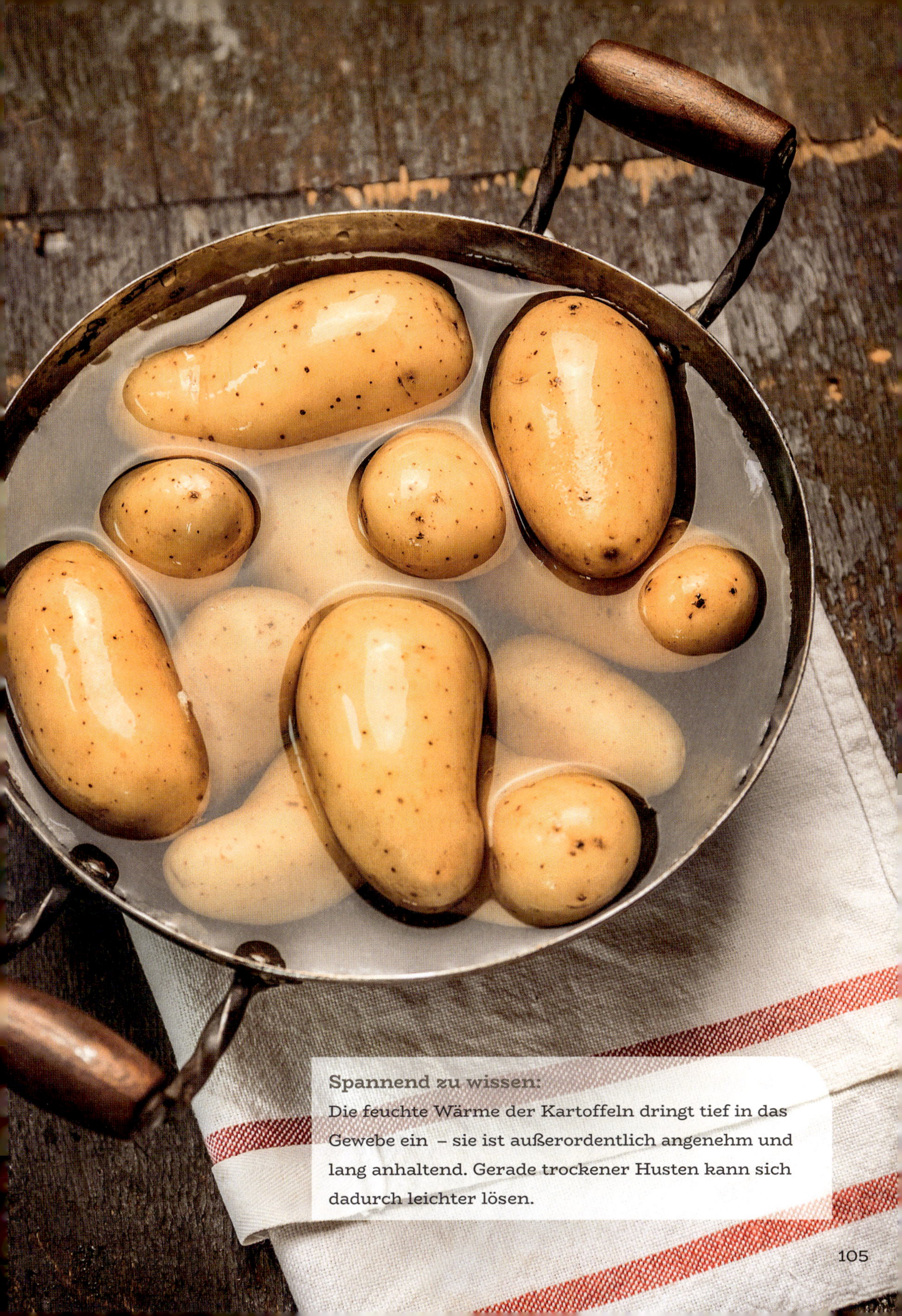

Spannend zu wissen:
Die feuchte Wärme der Kartoffeln dringt tief in das Gewebe ein – sie ist außerordentlich angenehm und lang anhaltend. Gerade trockener Husten kann sich dadurch leichter lösen.

Aus Ägypten

ÄGYPTISCHES TOUM-KOPFDAMPFBAD

bei Husten und grippalem Infekt

Das brauchen Sie:

1 Topf mit Wasser

1 ganze Knoblauchknolle

1 Handtuch

So geht's:

Das Wasser auf dem Herd zum Kochen bringen, die ganze Knoblauchknolle mit Schale (evtl. in 2–3 Stücke brechen) dazugeben. Einmal aufkochen, vom Herd nehmen.
Den Kopf über die Schüssel halten, mit einem Handtuch abdecken und ca. 10–15 Minuten den Dampf inhalieren. Mehrmals täglich anwenden.

Spannend zu wissen:

Ich hab's ausprobiert ... und muss sagen: Diese Anwendung knofelt lange nicht so stark, wie man denken würde. Des Rätsels Lösung ist, dass die typischen schwefelhaltigen Öle, die die Schärfe und den Geruch des Knoblauchs ausmachen, in diesem Rezept gar nicht gebildet werden, da die Knoblauchzehen unversehrt bleiben. Wir haben hier also einen erstaunlich milden Reiz, der dennoch antibakteriell und befeuchtend wirkt.

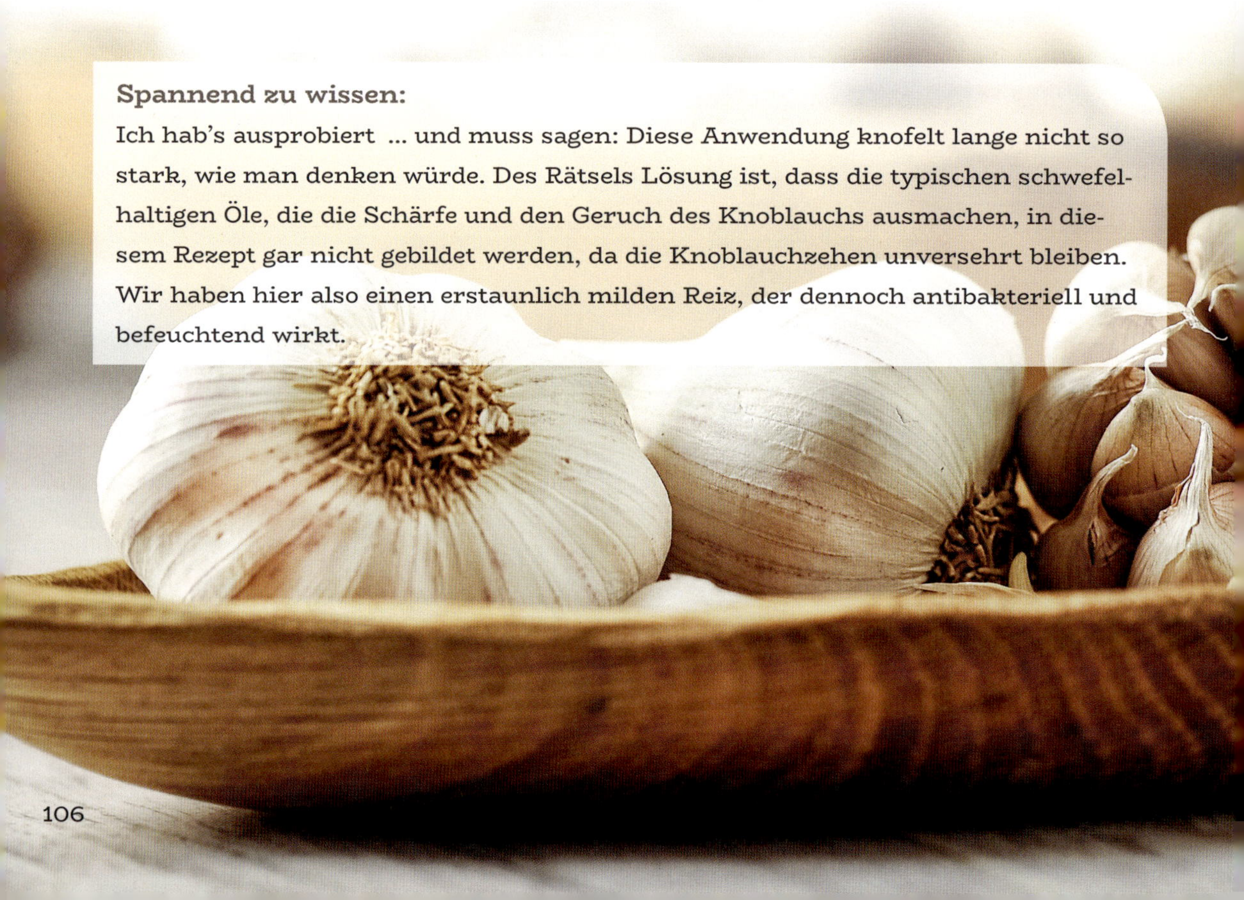

SALZWASSER-NASEN-SPÜLUNG ODER -TROPFEN PLUS NASENÖL

Weltweit

zur Infektabwehr

So geht's:

Das Salz in etwas heißem Wasser lösen und dann mit kühlem Wasser auffüllen, bis die Mischung eine angenehme, nicht zu warme Temperatur hat.
Es gibt verschiedene Möglichkeiten, die Nase zu spülen. Ich persönlich finde die Methode einer argentinischen Freundin am überzeugendsten, sich für wenig Geld eine Plastikspritze in der Apotheke zu besorgen und mit dieser das Salzwasser in jedes Nasenloch zu spritzen.
Alternativ kann man die Salzlösung auch in eine Tropfflasche mit Pipettenaufsatz aus der Apotheke füllen und als Nasentropfen verwenden.

Wichtige Hinweise und Empfehlungen:

Das Salzwasser für die »Spritz-Lösung« täglich frisch zubereiten, für die Nasentropfen im Pipettenfläschchen alle 2–3 Tage.
Für Babys und empfindliche Menschen besser isotonische Kochsalzlösung aus der Apotheke verwenden; sie wird durch eine Kanüle entnommen und ist daher noch »sauberer«.

Das brauchen Sie:

⅓ TL Meer- oder Steinsalz

¼ l Wasser

1 Plastikspritze oder Pipettenfläschchen (aus der Apotheke)

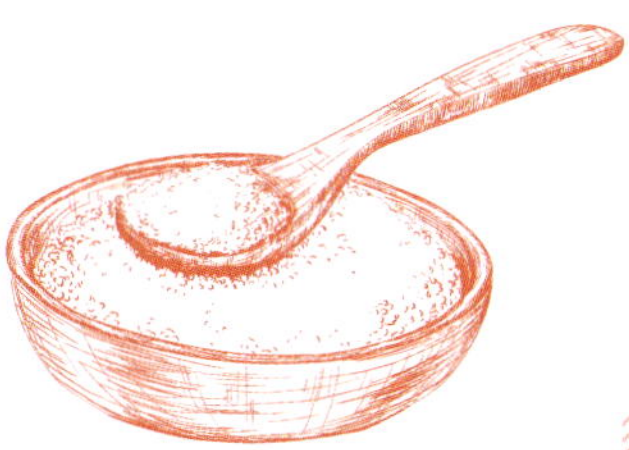

Spannend zu wissen:
Neben der Reinigung mit Salzwasser gehört im Ayurveda auch das Einölen der Nasenlöcher mit Sesamöl zur täglichen Morgenroutine. Dies pflegt und fettet die Nasenschleimhäute.

Dabei hilft's:

- Erkältung, auch vorbeugend
- Nasennebenhöhlenentzündung
- Heuschnupfen

Aus Griechenland

SCHNELLE BRÜHE MIT KNOBLAUCH

zur Infektabwehr

Das brauchen Sie:

Für 1 Portion:

1 große Tasse Brühe (z.B. Gemüse- oder Hühnerbrühe)

1–2 Knoblauchzehen

nach Belieben: 1 Schuss Zitronensaft

So geht's:

Die Brühe erwärmen. Die Knoblauchzehen schälen, klein schneiden und in die Brühe geben. Nach Belieben noch einen guten Schuss Zitronensaft hinzufügen – so machen's jedenfalls die Griechen. Langsam trinken.

Wichtige Hinweise und Empfehlungen:

Im besten Fall handelt es sich bei der Brühe um eine selbst gemachte Kraft- oder Gemüsebrühe, die man vielleicht auf Vorrat gekocht und eingefroren hat; im einfachsten Fall um eine schnell aufgegossene Brühe aus Brühwürfeln oder Pulver – besser so als gar keine heiße Brühe! Achten Sie beim Einkauf auf ein Produkt ohne Geschmacksverstärker.

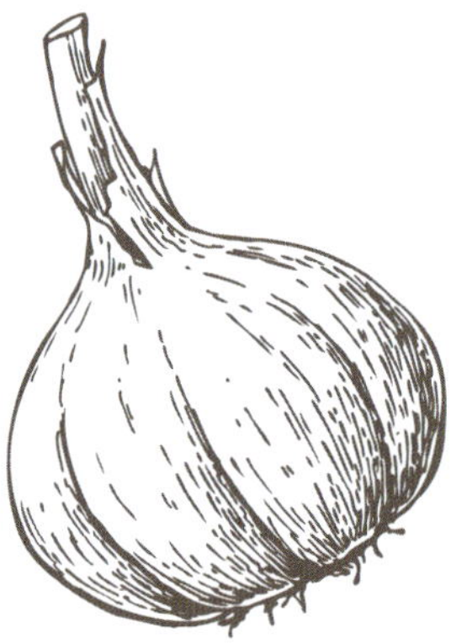

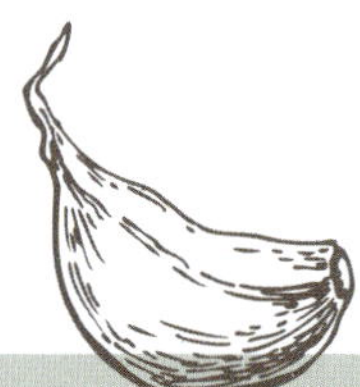

Spannend zu wissen:

Knoblauch in heißer Suppe oder Brühe ist ein guter Tipp, denn Flüssigkeit und Wärme sind in jedem Fall hilfreich, um Viren und andere Erreger zu bekämpfen und das Immunsystem zu stärken. Und der Knoblauch unterstützt diesen Prozess mit seinen antibakteriellen Wirkstoffen.

Dabei hilft's:

+ wenn Infekte »herumgehen«

VIER-RÄUBER-ESSIG ALS ALLROUNDER

zur Infektabwehr

Aus Frankreich

So geht's:

Die Gewürze mit dem Apfelessig in eine gut verschließbare weithalsige Flasche geben, etwa 3 Wochen stehen lassen und immer wieder durchschütteln. Abseihen.
Bei akuten Beschwerden: 3 × täglich 1 Teelöffel Vier-Räuber-Essig in ½ Glas Wasser, gerne auch mit etwas Honig.
Als Kur: 1 × täglich 1 Teelöffel in Wasser einnehmen. Nach 3 Wochen für 1 Woche pausieren, dann die Kur wiederholen.

Das brauchen Sie:

je 1 EL Salbeiblätter, Lavendelblüten, Rosmarinblätter, Thymiankraut

½ l Apfelessig

1 saubere Glasflasche

Wichtige Hinweise und Empfehlungen:

Dieser Essig kann auch äußerlich eingesetzt werden, z.B. bei Fußpilz.

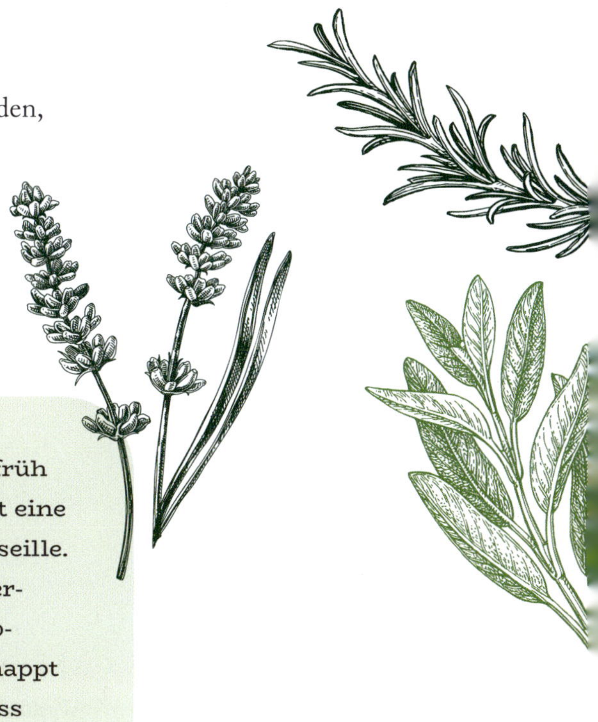

Spannend zu wissen:

Dass Essig als Desinfektionsmittel schon früh einen hohen Stellenwert hatte, bescheinigt eine Geschichte aus dem mittelalterlichen Marseille. Als dort die Pest wütete, gab es eine Räuberbande, die die Kranken und Toten ausraubte – ohne sich anzustecken. Als sie geschnappt wurden, erhielten sie das Versprechen, dass ihnen die Strafe erlassen würde – wenn sie nur ihr Geheimnis verrieten, wie sie sich vor der Pest schützten. Ihre Mixtur eines Essigs mit antibakteriell wirkenden Heilpflanzen ging als »Vier-Räuber-Essig« in die Geschichte ein.

Dabei hilft's:

+ Infektionen
+ Darmpilze

Aus Polen

ZITRONEN-INGWER-WODKA

zur Infektabwehr

Das brauchen Sie:

120 g frischen Bioingwer

2 Biozitronen

100 g Zucker (besser Vollrohr- oder Kokosblütenzucker)

200 ml Wasser

400 ml Wodka

1 saubere Flasche

So geht's:

Den Ingwer waschen und ungeschält in dünne Scheiben oder (dann wird er noch intensiver) in Würfelchen schneiden. Die Zitronen heiß waschen, abtrocknen, die Zitronenschale dünn abschneiden (ohne das Weiße), das Fruchtfleisch auspressen. Zitronensaft und -schale, Zucker, Wasser und Ingwer in einen Topf geben, einmal aufkochen, dann 10 Minuten köcheln. Abkühlen lassen, den Wodka hinzugießen. Das Ganze in eine saubere Flasche füllen, 2–3 Wochen ziehen lassen, anschließend abseihen.
Im Erkältungsfall ein Stamperl von dem Zitronen-Ingwer-Wodka mit kochendem Wasser aufgießen und schluckweise trinken.

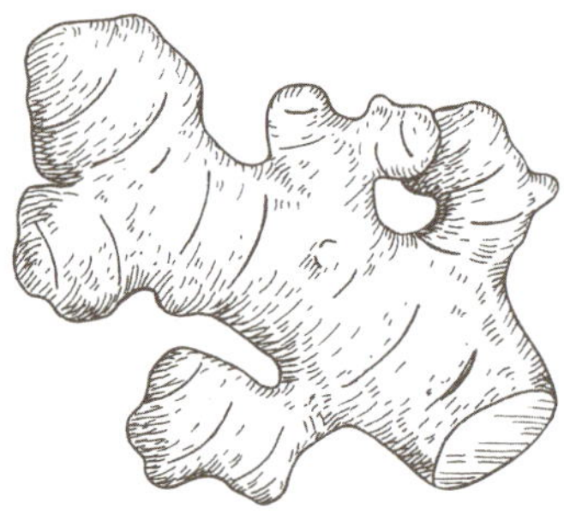

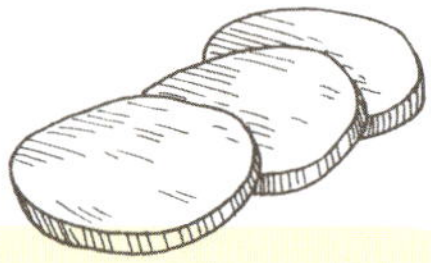

Spannend zu wissen:
Ähnliche Rezepte gibt es weltweit – so z. B. in Brasilien Quentão, der allerdings mit Cachaça zubereitet und mit viel Zimt gewürzt wird.
Ich habe für das Rezept den Ingweranteil etwas erhöht und den normalen Haushaltszucker durch Vollrohr- bzw. Kokosblütenzucker ersetzt.

Dabei hilft's:
+ warm: gegen Erkältungen
+ kalt: für gute Stimmung

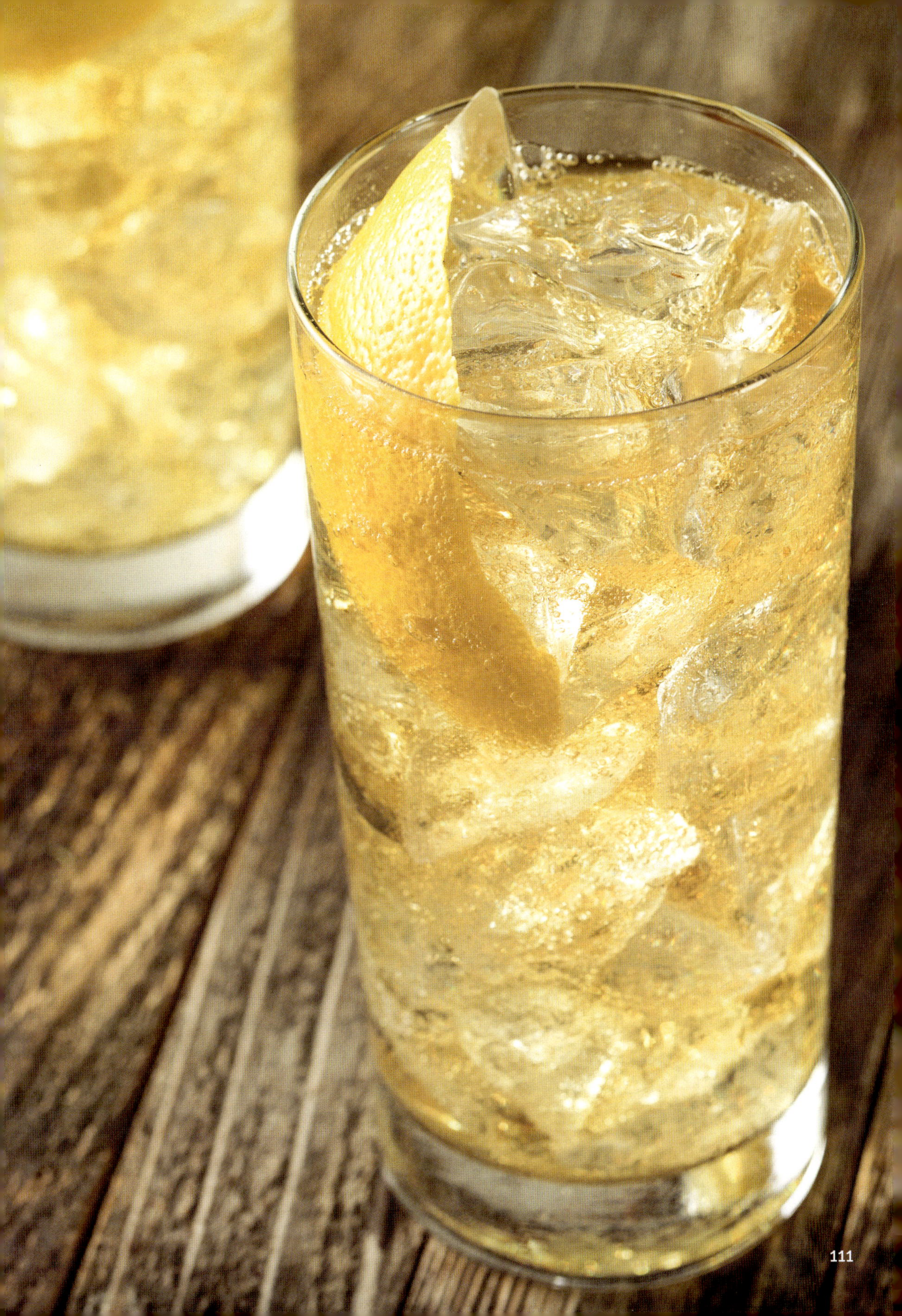

Aus Russland

DER KNOBLAUCHZOPF

zur Infektabwehr und zum Kinderschutz

Das brauchen Sie:

6–8 frische Knoblauchknollen

So geht's:

Die Knoblauchknollen zu einem Zopf flechten, an ein Seil binden (oder auf andere Weise dekorativ anordnen) und in das Kinderzimmer legen bzw. dort aufhängen.

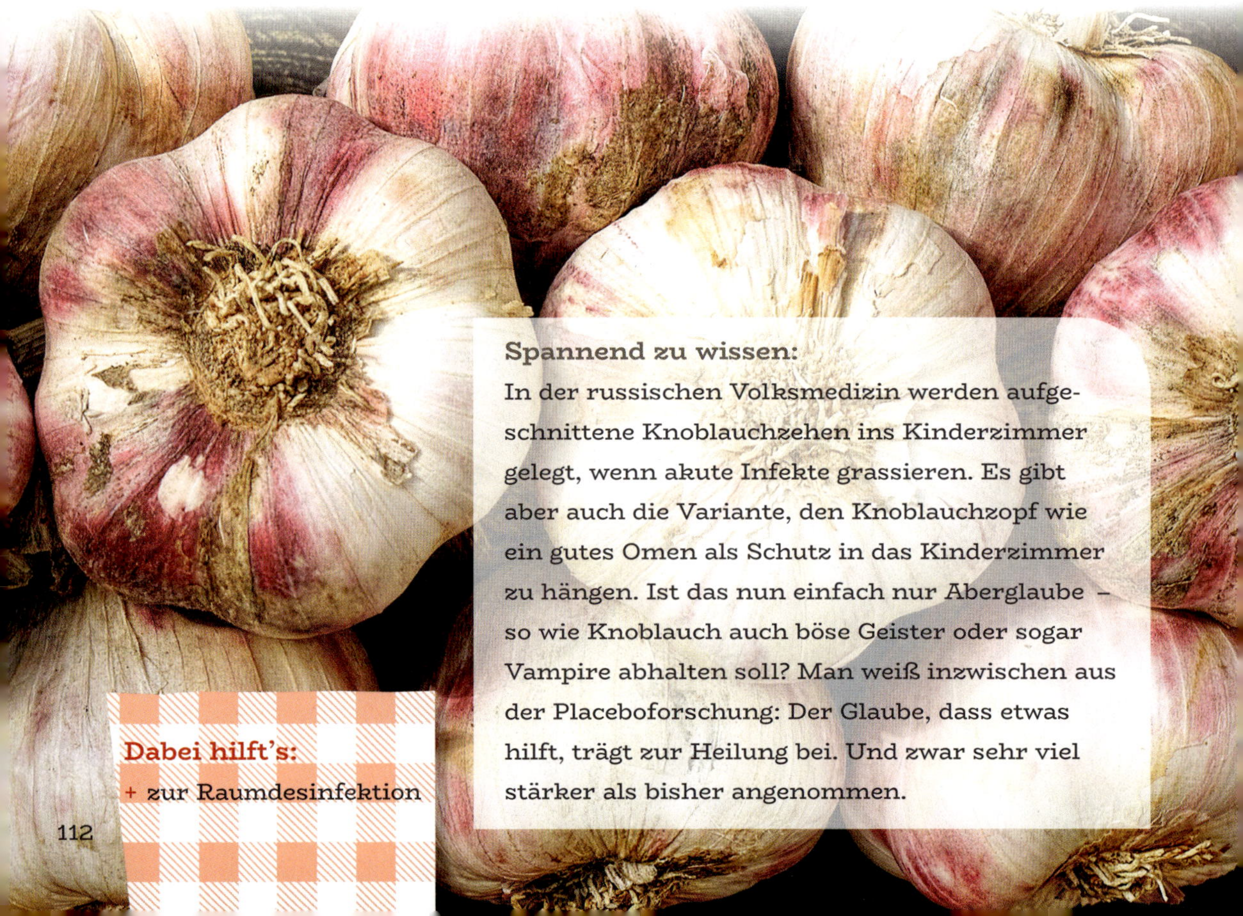

Spannend zu wissen:
In der russischen Volksmedizin werden aufgeschnittene Knoblauchzehen ins Kinderzimmer gelegt, wenn akute Infekte grassieren. Es gibt aber auch die Variante, den Knoblauchzopf wie ein gutes Omen als Schutz in das Kinderzimmer zu hängen. Ist das nun einfach nur Aberglaube – so wie Knoblauch auch böse Geister oder sogar Vampire abhalten soll? Man weiß inzwischen aus der Placeboforschung: Der Glaube, dass etwas hilft, trägt zur Heilung bei. Und zwar sehr viel stärker als bisher angenommen.

Dabei hilft's:
+ zur Raumdesinfektion

OXYMEL MIT INGWER

Aus Europa

bei Kälte und Melancholie

So geht's:

Alle Zutaten miteinander vermischen und in ein sauberes Gefäß füllen. Gut verschließen und dunkel und kühl ca. 2 Wochen stehen lassen, dann abseihen. Nach Geschmack etwas Oxymel in ein Glas geben, mit Wasser aufgießen, umrühren und trinken.

Das brauchen Sie:

¼ Volumenteil zerkleinerter Ingwer

½ Volumenteil Honig

¼ Volumenteil Essig

1 sauberes verschließbares Gefäß

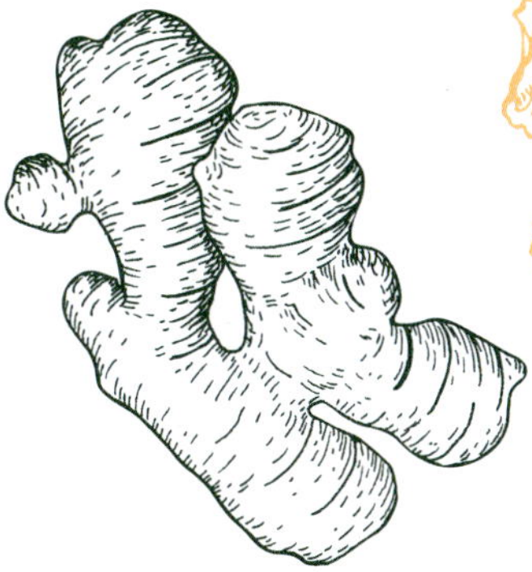

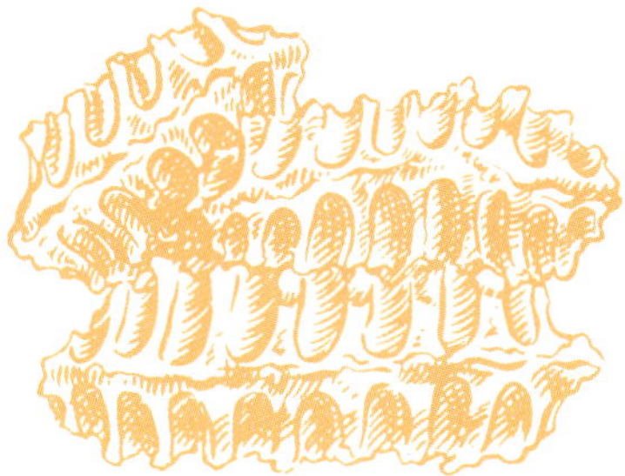

Spannend zu wissen:

Ingwer gilt in der traditionellen europäischen Medizin als wärmend und befeuchtend und wird daher gerne den Winter über eingesetzt. Oxymel ist ein ausgezeichnetes Vehikel, um pharmakologische Substanzen in den Körper zu bringen: Mit dem Oxymel fluten die Stoffe langsamer an als z. B. mit Tee. Es gibt zahlreiche Varianten des einfachen und des »medizinierten« Oxymels.

Dabei hilft's:

+ melancholische oder phlegmatische Gestimmtheit
+ Formen der Bronchitis, bei denen man wärmen und befeuchten will
+ zur Stärkung von Immunsystem, Atemwegen und Verdauung
+ zur Vorbereitung einer Detox-Kur

Aus Russland

KOMPRESSE MIT OLIVENÖL UND ESSIG

bei Kopfschmerzen
mit Kreislaufproblemen

Das brauchen Sie:

Apfelessig

Olivenöl

2 Baumwolltücher

So geht's:

Apfelessig und Olivenöl im Verhältnis 1:1 mischen, ein Baumwolltuch damit befeuchten und dieses als Kompresse für 20–30 Minuten auf Schläfen und Stirn auflegen. Mit einem weiteren Baumwolltuch um den Kopf befestigen.

Wichtige Hinweise und Empfehlungen:

Kopfschmerzen sind ein Symptom, das sehr viele, auch schwerwiegende Ursachen haben kann. Bei wiederkehrenden Kopfschmerzen sollte immer die Ursache abgeklärt werden.

Bei ungewohnten, sehr starken oder erstmalig länger anhaltenden Kopfschmerzen müssen Sie immer mit Ihrem Arzt sprechen!

Die hier beschriebene Anwendung ist rein symptomatisch und sollte daher nur bei leichten Kopfschmerzen mit bekannter Ursache durchgeführt werden.

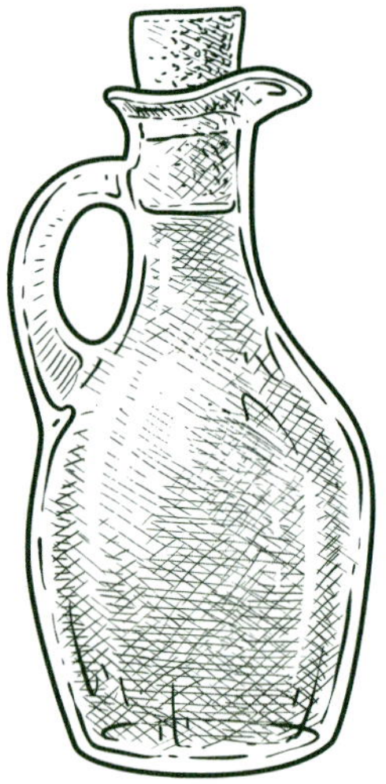

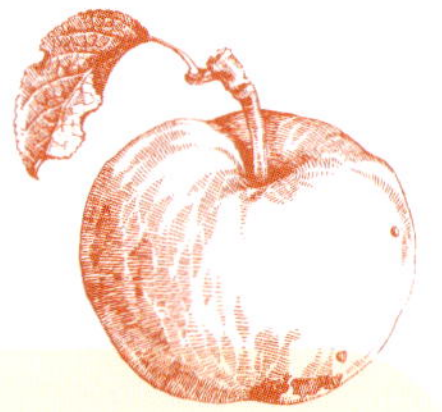

Spannend zu wissen:

Das Rezept stammt von dem Heilpraktiker Jewgeni Awerbuch. Er ist auf die russische Volksmedizin spezialisiert, wurde von mehreren in Russland sehr bekannten Heilern ausgebildet und praktiziert in seiner eigenen Naturheilpraxis in Bensheim.

KÜHLE STIRN-AUFLAGE, AUCH MIT ZITRONE

bei pochenden Kopfschmerzen

Aus der Türkei

So geht's:

Das Wasser in eine Schüssel geben und einen Schuss Apfelessig (und evtl. etwas Zitronensaft) hinzufügen. Ein gefaltetes Geschirrtuch oder einen Waschlappen in das Wasser tauchen, gut auswringen und auf die Stirn legen. Mit dem Schal fixieren.

Wichtige Hinweise und Empfehlungen:

Lesen Sie dazu auch die allgemeinen Hinweise zu Kopfschmerzen beim Rezept »Kompresse mit Olivenöl und Essig«.

Das brauchen Sie:

kaltes Wasser

1 Schuss Apfelessig

nach Belieben:
etwas Zitronensaft

1 Geschirrtuch oder Waschlappen

1 Schal

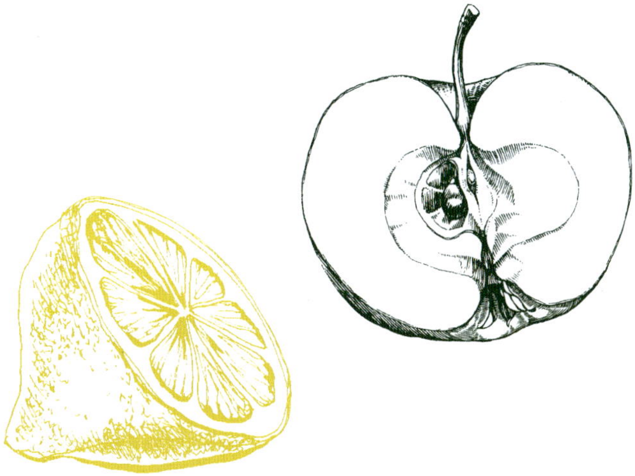

Spannend zu wissen:
In der türkischen Volksmedizin ist es üblich, bei Kopfschmerzen eine Stirnauflage mit Zitronenscheiben zu machen.

Dabei hilft's:

+ Kopfschmerzen, die durch einen Blutandrang im Kopf gekennzeichnet sind (z.B. nach langer Bildschirmarbeit)
+ pochende Kopfschmerzen

Aus Russland

KÜHLENDE STIRNAUFLAGE MIT KARTOFFELSCHEIBEN

bei pochenden Kopfschmerzen

Das brauchen Sie:

1 große Kartoffel

1 Tuch oder Stirnband, das schmutzig werden darf

So geht's:

Die Kartoffel waschen, in Längsscheiben schneiden, auf die Stirn auflegen und mit dem Tuch oder Stirnband fixieren.

Wichtige Hinweise und Empfehlungen:

Lesen Sie dazu auch die allgemeinen Hinweise zu Kopfschmerzen beim Rezept »Kompresse mit Olivenöl und Essig«.

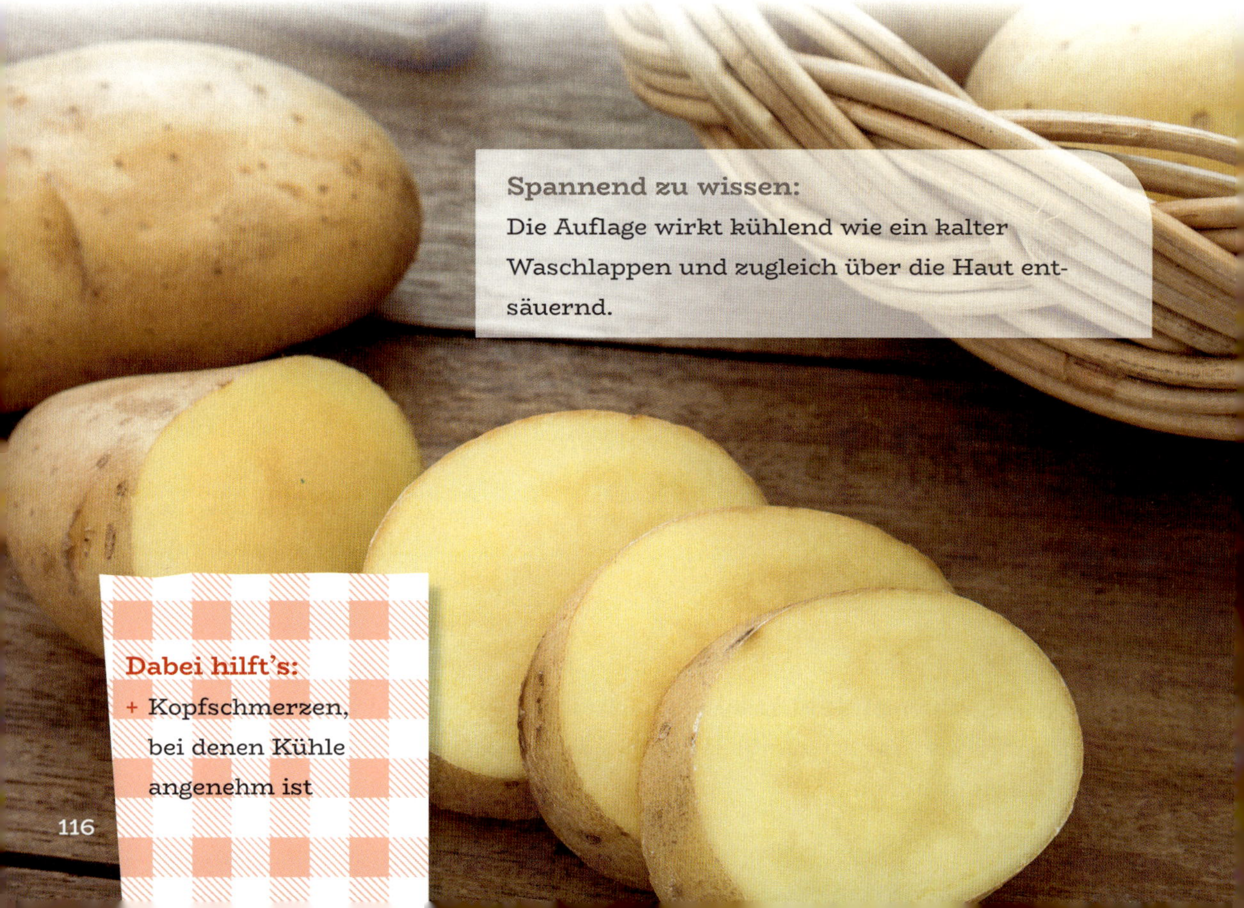

Spannend zu wissen:

Die Auflage wirkt kühlend wie ein kalter Waschlappen und zugleich über die Haut entsäuernd.

Dabei hilft's:

+ Kopfschmerzen, bei denen Kühle angenehm ist

SCHNELLE HEISSE NACKENAUFLAGE

bei Kopfschmerzen durch Verspannungen

Aus Deutschland

So geht's:

Heißes Wasser in eine Schüssel geben und einen Schuss Essig hinzufügen. Ein gefaltetes Geschirrtuch oder einen Waschlappen in das Wasser tauchen, gut auswringen und auf den Nacken legen. Am besten noch ein weiteres Tuch oder einen Schal darüberlegen, um die Wärme zu speichern. Und dann entspannen!

Das brauchen Sie:

heißes Wasser

1 Schuss (Apfel-)Essig

1 Geschirrtuch oder Waschlappen

1 Schal oder weiteres Tuch

Wichtige Hinweise und Empfehlungen:

Lesen Sie dazu auch die allgemeinen Hinweise zu Kopfschmerzen beim Rezept »Kompresse mit Olivenöl und Essig«.

Das Wasser soll heiß sein, aber nur so, dass die Temperatur beim Auswringen angenehm ist.

»Wickel-Profis« schlagen das Auflagetuch noch in ein weiteres Tuch mit sehr langen Enden ein, die trocken bleiben und an denen Ersteres ausgewrungen werden kann.

Anhaltender wirkt die später noch folgende Kartoffelauflage bei Nackenverspannungen.

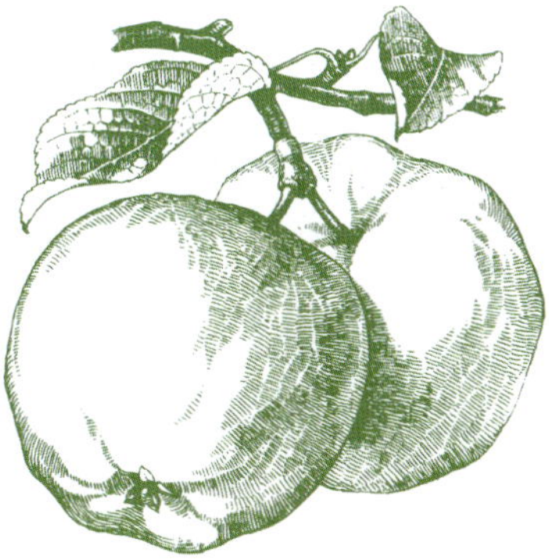

Spannend zu wissen:

Wärme im Nacken ist in der Regel angenehm – oft übrigens auch bei Halsschmerzen und Heiserkeit.

Dabei hilft's:

+ Kopfschmerzen durch Muskelverspannungen

Aus Italien

ESPRESSO MIT ZITRONENSAFT

bei Kopfschmerzen und Kater

Das brauchen Sie:

Saft von ½ Zitrone

1 Tasse Espresso

So geht's:

Den Zitronensaft in den Espresso geben.
Und dann: Augen zu, Nase zu und runter damit.

Wichtige Hinweise und Empfehlungen:

Achtung: Dieser Espresso sollte weder Zucker noch Milch enthalten.
Auch hier gelten die allgemeinen Hinweise zu Kopfschmerzen im Rezept »Kompresse mit Olivenöl und Essig«.

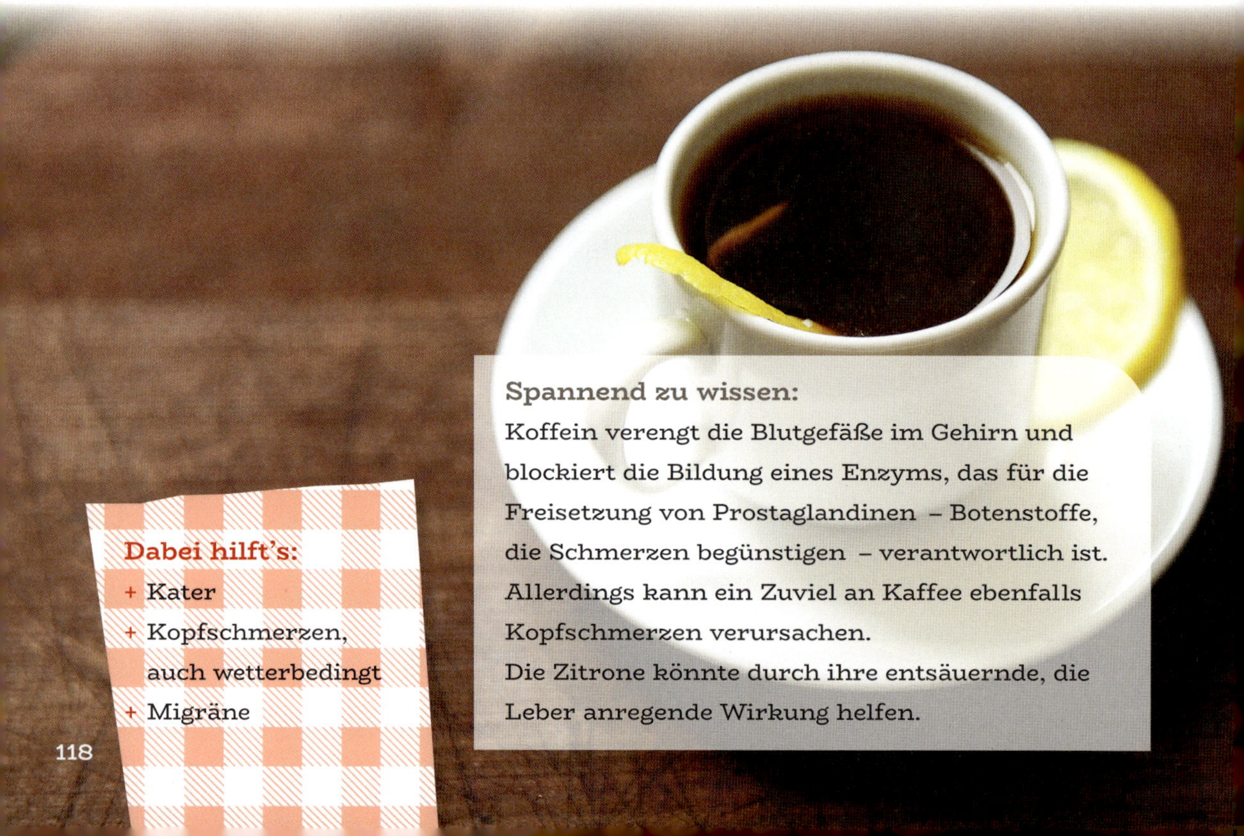

Dabei hilft's:

+ Kater
+ Kopfschmerzen, auch wetterbedingt
+ Migräne

Spannend zu wissen:

Koffein verengt die Blutgefäße im Gehirn und blockiert die Bildung eines Enzyms, das für die Freisetzung von Prostaglandinen – Botenstoffe, die Schmerzen begünstigen – verantwortlich ist. Allerdings kann ein Zuviel an Kaffee ebenfalls Kopfschmerzen verursachen.
Die Zitrone könnte durch ihre entsäuernde, die Leber anregende Wirkung helfen.

ÖLPACKUNG

bei Läusealarm

Aus den USA

So geht's:

Haare und Kopfhaut mit dem Olivenöl tränken. Zwei Duschhauben übereinander aufsetzen (»Doppelt hält besser«) und mindestens 8 Stunden einwirken lassen. Anschließend die Haare erst mit dem Stielkamm durchkämmen, dann mit dem Nissenkamm Strähne für Strähne von der Kopfhaut bis zu den Spitzen auskämmen, dabei den Nissenkamm nach jeder Strähne in einer doppelten Lage Toilettenpapier reinigen und kontrollieren. Danach die Haare zweimal shampoonieren und auswaschen. Zum Schluss erneut kämmen, föhnen und auf Nissen kontrollieren.

Das brauchen Sie:

1 große Flasche einfaches Olivenöl

2 Duschhauben (alternativ: Frischhaltefolie)

1 »Stielkamm« mit langem, dünnem Griff, um die Haare zu teilen

1 Nissenkamm

Toilettenpapier

normales Shampoo

Wichtige Hinweise und Empfehlungen:

10 Tage lang die Haare 2 × täglich mit dem Nissenkamm durchkämmen, danach 1 × täglich.

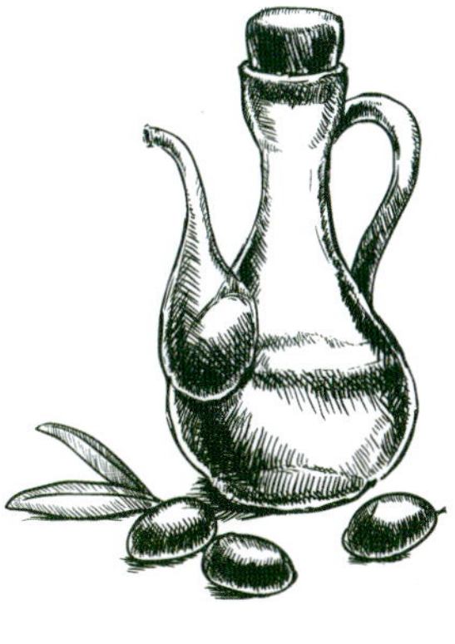

Spannend zu wissen:

Nissen lassen sich leichter auskämmen, wenn man den Kamm vorher in Kartoffelkochwasser taucht. Dieser Tipp wurde inspiriert durch die amerikanischen Lice Ladies.

Übrigens: Die russische Volksmedizin empfiehlt Mayonnaise-Packungen.

Dabei hilft's:

+ Kopfläuse, wenn man nicht (nur) Chemie verwenden will oder die Läuse immer wieder kursieren

Weltweit

GERIEBENER APFEL

bei Magen-Darm-Infekt

Das brauchen Sie:

1 Bioapfel

So geht's:

Den Apfel waschen, entkernen und ungeschält am besten auf einer Glasreibe (diese reibt so fein, dass ein Brei entsteht) reiben. Ist keine Glasreibe zur Hand, eine andere möglichst feine Reibe verwenden. Den Apfelbrei – so wird es auch heute noch von Kinderärzten empfohlen – etwas stehen lassen, er sollte braun werden. Dann teelöffelweise einnehmen.

Wichtige Hinweise und Empfehlungen:

Mit dieser Anwendung wird die Ursache des Durchfalls nicht behoben. Ärzte warnen daher davor, dass die durch den Apfel bewirkte »Stuhlkosmetik« Patienten in falscher Sicherheit wiegen kann. Bitte klären Sie die Ursache vor allem von länger anhaltendem Durchfall immer ab, insbesondere bei Kindern. Säuglinge mit Durchfall müssen sofort zum Arzt.

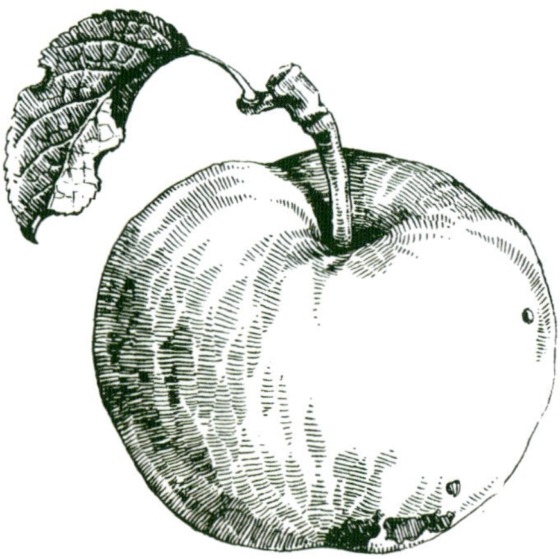

Dabei hilft's:

+ Magen-Darm-Infekte
+ Durchfall

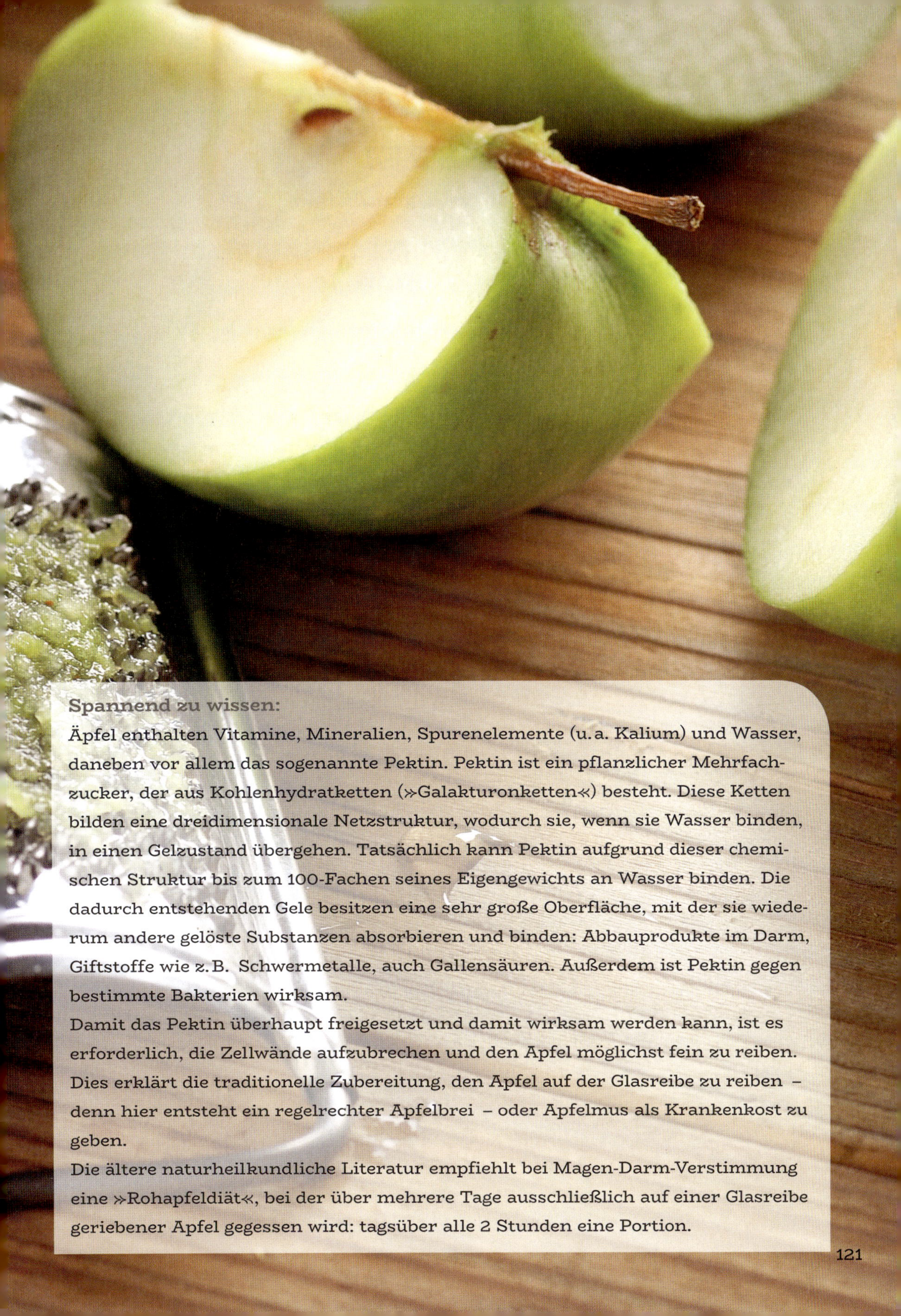

Spannend zu wissen:
Äpfel enthalten Vitamine, Mineralien, Spurenelemente (u. a. Kalium) und Wasser, daneben vor allem das sogenannte Pektin. Pektin ist ein pflanzlicher Mehrfachzucker, der aus Kohlenhydratketten (»Galakturonketten«) besteht. Diese Ketten bilden eine dreidimensionale Netzstruktur, wodurch sie, wenn sie Wasser binden, in einen Gelzustand übergehen. Tatsächlich kann Pektin aufgrund dieser chemischen Struktur bis zum 100-Fachen seines Eigengewichts an Wasser binden. Die dadurch entstehenden Gele besitzen eine sehr große Oberfläche, mit der sie wiederum andere gelöste Substanzen absorbieren und binden: Abbauprodukte im Darm, Giftstoffe wie z. B. Schwermetalle, auch Gallensäuren. Außerdem ist Pektin gegen bestimmte Bakterien wirksam.
Damit das Pektin überhaupt freigesetzt und damit wirksam werden kann, ist es erforderlich, die Zellwände aufzubrechen und den Apfel möglichst fein zu reiben. Dies erklärt die traditionelle Zubereitung, den Apfel auf der Glasreibe zu reiben – denn hier entsteht ein regelrechter Apfelbrei – oder Apfelmus als Krankenkost zu geben.
Die ältere naturheilkundliche Literatur empfiehlt bei Magen-Darm-Verstimmung eine »Rohapfeldiät«, bei der über mehrere Tage ausschließlich auf einer Glasreibe geriebener Apfel gegessen wird: tagsüber alle 2 Stunden eine Portion.

Aus den USA und Asien

REISWASSER UND REISBREI

bei Magen-Darm-Infekt

Das brauchen Sie:

1 Tasse geschälten Reis

4–6 Tassen Wasser

Salz

½ TL Zucker

So geht's:

Den Reis in sehr viel Salzwasser weich kochen und über Nacht oder zumindest mehrere Stunden nachquellen lassen. Dann das Reiswasser abseihen. Wird gekochter Reis noch nicht vertragen, das Reiswasser leicht anwärmen, den Zucker hinzufügen und trinken. Ansonsten den ebenfalls leicht erwärmten und gezuckerten Reisbrei essen.

Wichtige Hinweise und Empfehlungen:

Bei großer Hitze den Reis im Kühlschrank nachquellen lassen. Er sollte spätestens alle zwei Tage frisch zubereitet werden.

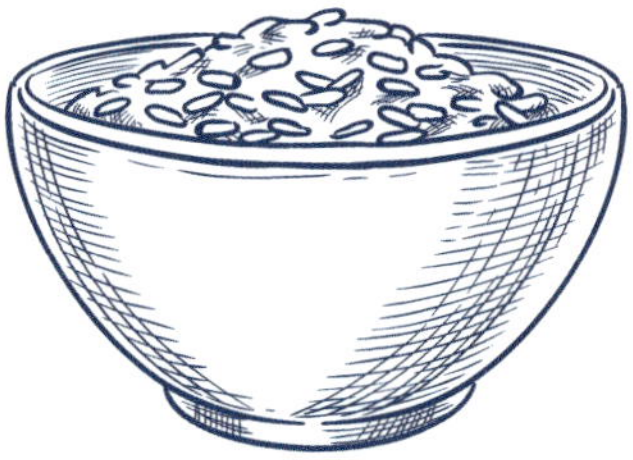

Spannend zu wissen:

Der US-amerikanische Gastroenterologe Prof. Michael Field (1933–2014) konnte durch seine Forschung belegen, dass Elektrolytlösungen besser aufgenommen werden, wenn zusätzlich Reis gegeben wird. Dies trug dazu bei, dass Reis als Bestandteil einer Anti-Durchfall-Lösung insbesondere in der Dritten Welt eingesetzt wird, wo die übliche Elektrolytlösung, die Zucker verwendet, oft zu teuer ist.

Der in viel Wasser gekochte Reisbrei wird auch als Congee bezeichnet und hilft sowohl bei Durchfall als auch bei Darmträgheit. Dazu finden Sie auch ein Rezept in diesem Buch. Er führt vor allem Flüssigkeit zu und ist sehr leicht verdaulich.

Dabei hilft's:

- Magen-Darm-Infekte
- Durchfall

INGWER SATT

Aus den USA

bei Menstruationsbeschwerden mit Kältegefühl

So geht's:

Machen Sie einen Versuch mit 3 × täglich 1 Teelöffel Ingwersaft in etwas warmem Wasser. Oder bereiten Sie sich mehrmals am Tag einen Tee aus der klein geschnittenen frischen Wurzel und heißem Wasser zu oder würzen Sie Ihre Speisen damit.

Das brauchen Sie:

Ingwer in jeder Form – als Tee, als Saft, als frische Wurzel

Wichtige Hinweise und Empfehlungen:

Bitte achten Sie grundsätzlich darauf, ob bzw. in welcher Menge Ihnen Ingwer guttut.

Verzichten Sie auf die Anwendung bei Neigung zu Gallenkoliken oder wenn die Beschwerden mit einem starken Hitzegefühl einhergehen.

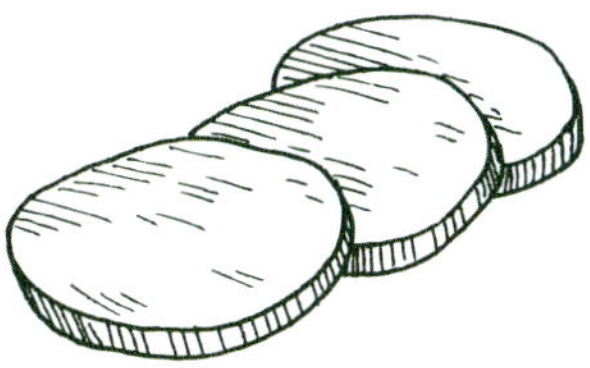

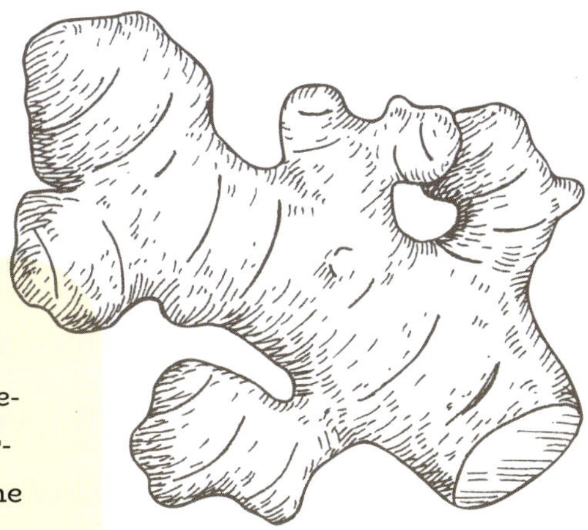

Spannend zu wissen:

Eine systematische Übersichtsarbeit, bei der sechs Studien zum Thema Ingwer und Dysmenorrhoe ausgewertet wurden, kam zu dem Ergebnis: Ingwerpräparate sind eine verträgliche und wirksame Alternative zu konventionellen Schmerzmitteln bei der Linderung von Menstruationsbeschwerden.

Es gibt zahlreiche Studien, die belegen, dass Ingwer auch bei anderen Schmerzen wirksam ist.

Aus den USA

APFELESSIG-HONIG-TRUNK

bei nächtlichen Muskelkrämpfen

Das brauchen Sie:

2 TL Apfelessig (noch besser: nicht pasteurisierter naturtrüber Bioapfelessig mit »Essigmutter« – Apple Cider Vinegar)

1 TL flüssigen Honig

Wasser

So geht's:

Apfelessig und Honig in ein Glas geben. Mit Wasser auffüllen, verrühren. 15–30 Minuten vor dem Schlafengehen schluckweise trinken.

Wichtige Hinweise und Empfehlungen:

Erfahrungsberichten zufolge ist es ratsam, den sauren Trunk mit einem Strohhalm zu trinken.

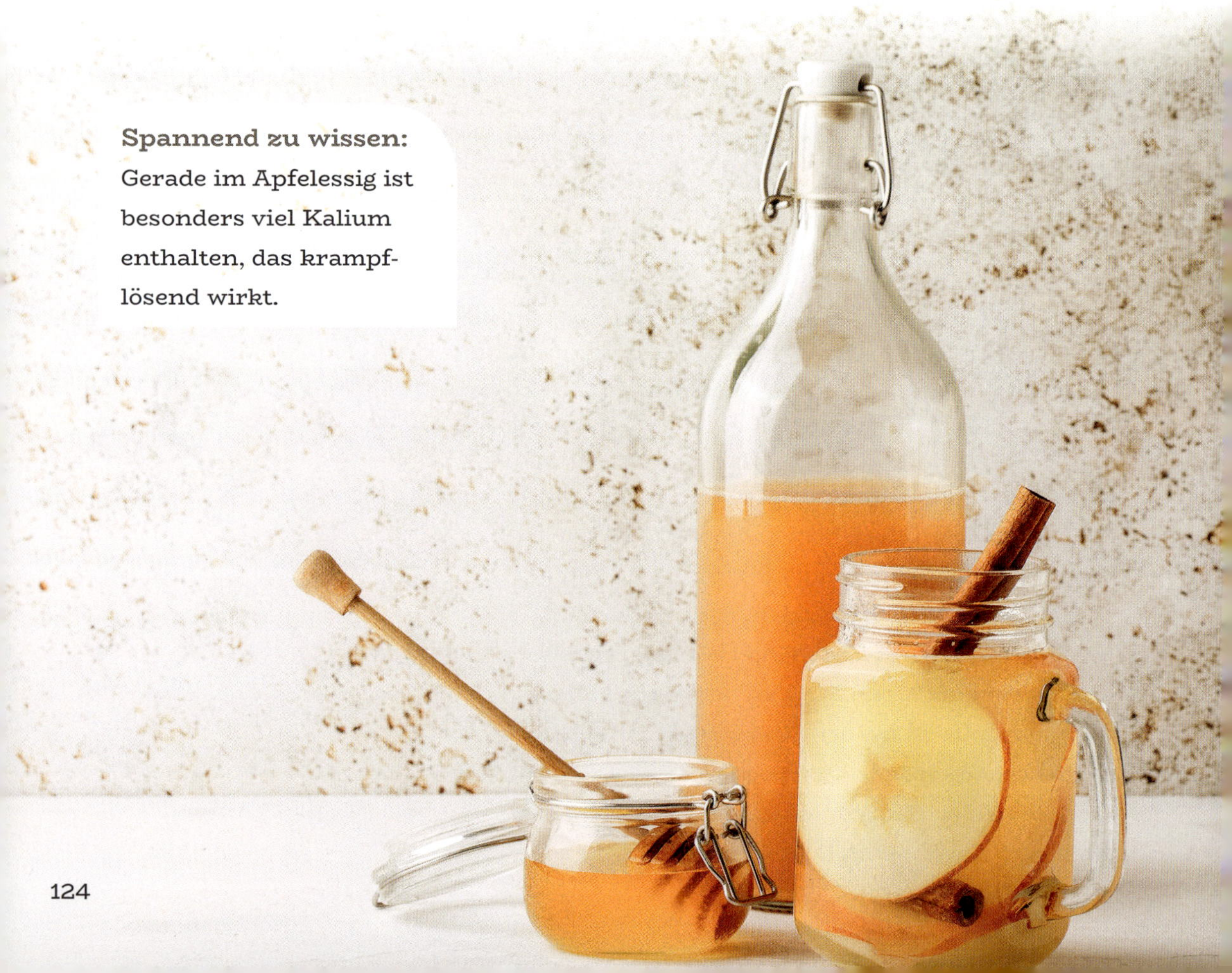

Spannend zu wissen:
Gerade im Apfelessig ist besonders viel Kalium enthalten, das krampflösend wirkt.

KARTOFFELAUFLAGE

bei Nackenverspannungen

Aus Deutschland

So geht's:

Die Kartoffeln ca. 10–15 Minuten auskühlen lassen. Derweil das Badetuch quer in Nackenhöhe auf Bett oder Sofa legen. Das Frotteehandtuch ausbreiten, darüber das Geschirrtuch und darauf Küchenkrepp legen. Obendrauf nebeneinander die Kartoffeln geben, dabei in der Mitte eine Lücke für die empfindliche Wirbelsäule lassen. Die Kartoffeln mit dem Kartoffelstamper zerdrücken und mit einer Lage Küchenkrepp bedecken. Das Geschirrtuch einschlagen, möglichst mit Sicherheitsnadeln fixieren, darüber das Frotteehandtuch einschlagen. An der Innenseite des Unterarms prüfen, ob die Auflage nicht zu heiß ist, dann auf den Nacken legen. Nicht fixieren – Kartoffeln entwickeln ihre Wärme erst mit der Zeit! Auf das Badetuch legen, zudecken, entspannen und genießen. Die Anwendungsdauer beträgt 30 Minuten oder bis die Wärme nachlässt. Maximal 1 × täglich durchführen.

Wichtige Hinweise und Empfehlungen:

Achtung: Die Kompresse wärmt nach, es ist daher wichtig, dass sie nicht fixiert wird. Besondere Vorsicht ist bei alten Menschen geboten, deren Hitzeempfindung oft nicht mehr gut ist.
Gegenanzeigen für die Anwendung sind hochakute Entzündungen oder wenn Wärme unangenehm ist.

Das brauchen Sie:

6 ungeschälte, weich gekochte, heiße Biokartoffeln (eher mehlig kochend)

1 Badetuch

1 Frotteehandtuch

1 Geschirrtuch

Küchenkrepp

Kartoffelstampfer o.Ä.

Sicherheitsnadeln

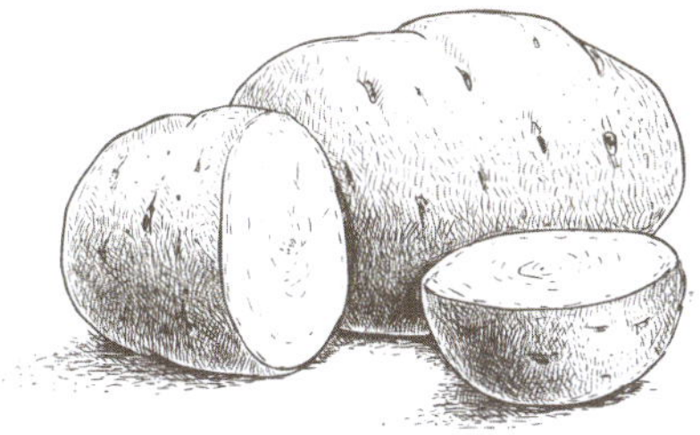

Dabei hilft's:

+ Nackenverspannungen
+ tief sitzende Rückenschmerzen
+ immer dann, wenn feuchte Wärme guttut

Aus Deutschland

KARTOFFELPÄCKCHEN

bei Nasennebenhöhlenentzündung

Das brauchen Sie:

2 gekochte Pellkartoffeln

2 Stoff-/Papiertaschentücher oder Kompressen

1–2 Frottee-Waschhandschuhe/Waschlappen

Sicherheitsnadeln

1 Stirnband

So geht's:

Die Kartoffeln etwas abkühlen lassen. Die beiden Taschentücher oder Kompressen ausbreiten, je 1 Kartoffel hineingeben, die Ränder einschlagen und die Kartoffeln flach drücken. Je nachdem, ob die Anwendung für die Stirn- oder die Kieferhöhlen gedacht ist, entweder beide »Kartoffelpäckchen« in einen Waschhandschuh geben oder in einen Waschlappen einwickeln und mit Sicherheitsnadeln fixieren (Stirnhöhlen) oder je eines in zwei Waschlappen/-handschuhe (Kieferhöhlen). Die Temperatur der Auflagen an der Innenseite des Unterarms testen, bevor sie auf Stirn oder Wangen aufgebracht werden. Eventuell mit einem Stirnband fixieren.

Wichtige Hinweise und Empfehlungen:

Achtung: heiß! Achten Sie darauf,
sich nicht zu verbrennen.
Nur anwenden, wenn Wärme angenehm ist.

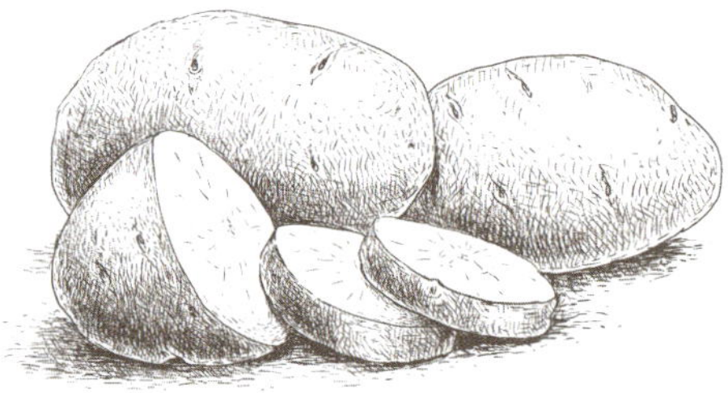

Dabei hilft's:

+ Stirnhöhlenentzündung
+ Kieferhöhlenentzündung

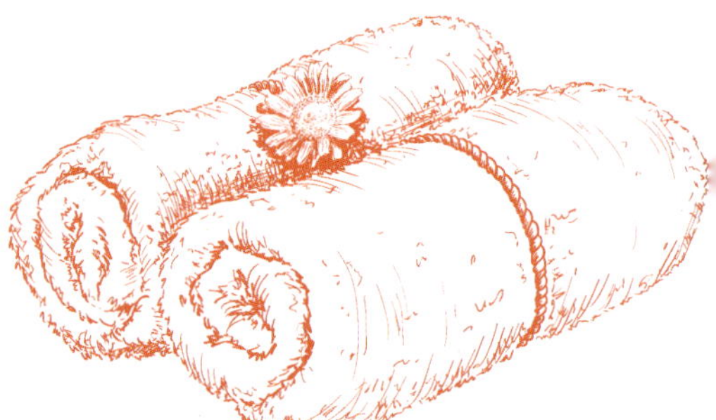

KARTOFFEL-KOCHWASSER-BAD

bei Neuropathien

Aus Deutschland

So geht's:

Die Kartoffeln schälen, in Scheiben schneiden und ohne Salz in viel Wasser gar kochen. In dem abgeseihten, abgekühlten lauwarmen Kartoffelwasser die Füße 20–30 Minuten baden.

Wichtige Hinweise und Empfehlungen:

Diese Anwendung darf nicht durchgeführt werden bei offenen Stellen oder Wunden an Füßen oder Beinen.

Das brauchen Sie:

Kartoffeln

Wasser

1 Fußbadewanne oder Eimer

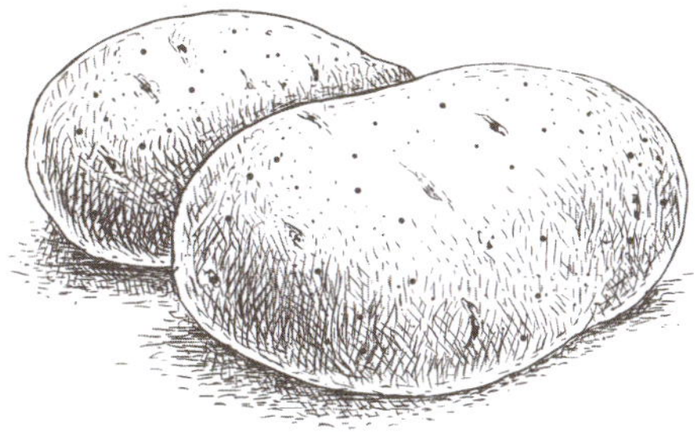

Spannend zu wissen:

Diese Empfehlung geht zurück auf den Erfahrungsbericht von einer Frau, die während des Zweiten Weltkriegs in dem extrem kalten Winter 1944/45 bei tiefem Schnee und großer Kälte kilometerweit gehen musste und dabei Erfrierungen an den Füßen erlitt. Ihre wiederkehrenden Schmerzen besserten sich schlagartig, nachdem sie viele Jahre später von ihrer Schwiegermutter den Tipp mit dem Kartoffelwasser erhielt. Warum die Anwendung hilft, lässt sich nicht leicht sagen. Einen Versuch ist sie jedoch wert, da sie auch nicht schaden kann.

Dabei hilft's:

+ Neuropathien in den Füßen und Beinen
+ Frostbeulen

Aus China

INGWERAUFLAGE

zur Anregung der Nieren

Das brauchen Sie:

2 EL Ingwerpulver

1 Schüssel

500 ml heißes Wasser

2 Baumwolltücher (z.B. Geschirrtuch oder Mullwindel)

1 Paar feste Haushaltshandschuhe

1 Moltontuch, Wolltuch oder dickes Baumwolltuch (als »Außentuch«)

neutrales Öl (z.B. Olivenöl, Mandelöl)

Wecker oder Eieruhr

Dabei hilft's:

+ zur Anregung der Ausscheidung über die Nieren
+ Nierenbeckenentzündung (nur nach Abstimmung mit Arzt!)
+ Muskelverspannungen und -schmerzen
+ Rückenschmerzen, vor allem im LWS-Bereich

So geht's:

Das Ingwerpulver in eine Schüssel geben und mit ca. 150 ml Wasser anrühren, etwa 5 Minuten ziehen lassen. Ein Baumwolltuch auf die Größe der Auflage falten und zusammenrollen. Das restliche heiße Wasser mit dem angerührten Ingwer mischen. Haushaltshandschuhe überstreifen und das eingerollte Baumwolltuch in das Ingwerwasser eintauchen und gut auswringen. Die Temperatur der Auflage zunächst an der Innenseite des Unterarms prüfen, dann erst auf den gewünschten Körperbereich auflegen. (Achtung: Zu Beginn kann das Tuch sehr heiß sein!) Die Wärme soll als angenehm empfunden werden. Das zweite Baumwolltuch (»Außentuch«) über das feuchte Tuch legen, es straff darüberwickeln und den gesamten Körper gut zudecken. Bei kalten Füßen eine Wärmflasche ans Fußende legen. Nach 20–30 Minuten die Auflage abnehmen, eventuelle Ingwerreste abwischen, die Haut gut abtrocknen und mit etwas Öl einreiben. Das Außentuch erneut um den behandelten Körperbereich wickeln, warm zudecken und ca. 15–30 Minuten nachruhen (Wecker stellen!).
Im Anschluss sollte man sich möglichst etwas bewegen, z.B. spazieren gehen. Anwendung 1 × täglich, höchstens 5 Tage hintereinander, dann 2 Tage Pause einlegen.

Wichtige Hinweise und Empfehlungen:

Nur anwenden, wenn Wärme angenehm ist.
Keine Anwendung bei Unverträglichkeit von Ingwer, Überempfindlichkeit der Haut, psychischer Labilität, Neigung zu Depression (kann gesteigerte Sinneswahrnehmungen bewirken!), Bluthochdruck, Herz-Kreislauf-Problemen, Fieber oder wenn Wärme die Beschwerden verstärkt. Bei Niereninsuffizienz nicht in Nierengegend anwenden.

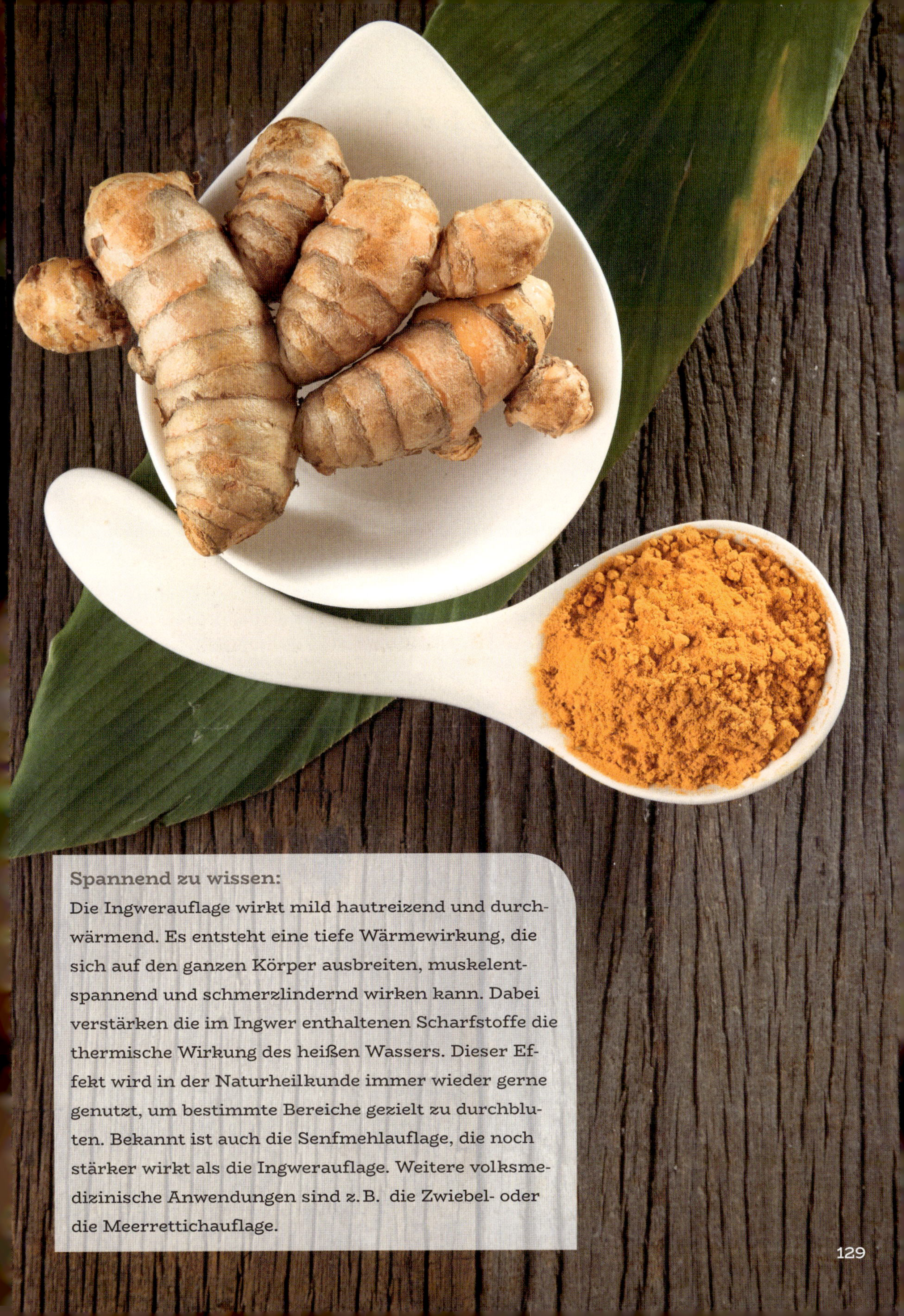

Spannend zu wissen:

Die Ingwerauflage wirkt mild hautreizend und durchwärmend. Es entsteht eine tiefe Wärmewirkung, die sich auf den ganzen Körper ausbreiten, muskelentspannend und schmerzlindernd wirken kann. Dabei verstärken die im Ingwer enthaltenen Scharfstoffe die thermische Wirkung des heißen Wassers. Dieser Effekt wird in der Naturheilkunde immer wieder gerne genutzt, um bestimmte Bereiche gezielt zu durchbluten. Bekannt ist auch die Senfmehlauflage, die noch stärker wirkt als die Ingwerauflage. Weitere volksmedizinische Anwendungen sind z. B. die Zwiebel- oder die Meerrettichauflage.

Aus Kroatien

EIN TRÖPFCHEN LAUWARMES OLIVENÖL

bei leichten Ohrenschmerzen

Das brauchen Sie:

Olivenöl

So geht's:

Das Rezept in der Originalversion: Etwas lauwarmes/handwarmes Olivenöl in das Ohr geben.
Sollten Sie ein Kind haben, das zu Ohrenschmerzen neigt, rate ich zu folgender vorsichtigeren und risikoärmeren Anwendung: Besorgen Sie sich in der Apotheke eine kleine Braunglasflasche mit Pipettenaufsatz. In diese Flasche geben Sie frisches Olivenöl guter Qualität. Vor der Anwendung das Fläschchen im Wasserbad in lauwarmem (nicht heißem) Wasser erwärmen. Fläschchen schütteln. Die Temperatur des Öls an der Innenseite des Unterarms testen. Hat das Öl eine angenehme Temperatur, mit der Pipette einen Tropfen ins Außenohr träufeln und schauen, ob das angenehm ist. Wenn ja, weitere 2–3 Tropfen vorne an den Ohreingang tropfen.

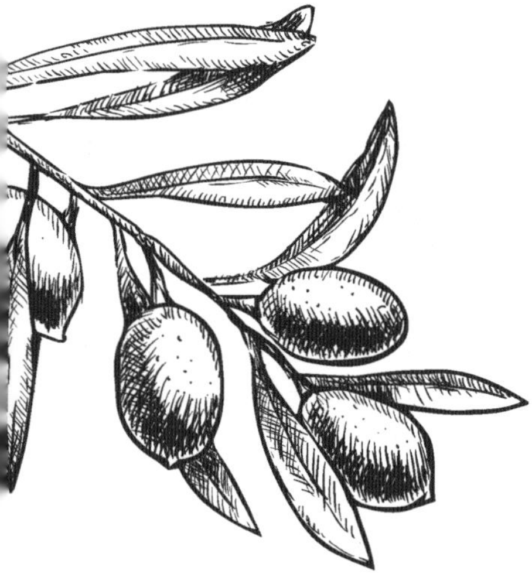

Wichtige Hinweise und Empfehlungen:

Achtung: Ist das Öl zu heiß, droht die Gefahr von Verbrennungen bzw. dass das Trommelfell platzt. Daher unbedingt vor der Anwendung die Temperatur prüfen!
Keine Anwendung bei akuten Entzündungen mit Rötung und Schwellung oder bei einem Loch im Trommelfell.

Spannend zu wissen:

In der Selbsthilfe sind Anwendungen am Kopf und in Körperöffnungen in aller Regel tabu – aus Angst vor Verletzungen. Sie sollten aber wissen, dass z.B. im Ayurveda das Ölbad der Ohren – Karna Purana – eine wichtige Rolle spielt.

SALZSÄCKCHEN

bei Ohrenschmerzen und Tinnitus

Aus Europa und Asien

So geht's:

Das Salz in das Leinensäckchen einnähen oder in ein fertiges Säckchen einfüllen und gut zubinden (es sollte ein flaches Säckchen entstehen), im Backofen (50–60 °C) erwärmen. Die Temperatur des Salzsäckchens zunächst an der Innenseite des Unterarms kontrollieren, dann so lange auf die schmerzhafte Stelle legen, wie es sich angenehm anfühlt oder bis das Säckchen abgekühlt ist.

Wichtige Hinweise und Empfehlungen:

Das Säckchen nicht in der Mikrowelle erhitzen!
Nur anwenden, wenn Wärme guttut.
Bei akuten Entzündungen mit Rötung und Schwellung das Säckchen nur ganz leicht anwärmen.

Das brauchen Sie:

1 Leinensäckchen (Größe je nach Anwendung; für das Ohr reichen ca. 10 × 10 cm)

Meer- oder Steinsalz aus dem Bioladen (wichtig: kein Kochsalz); Menge je nach Größe des Säckchens (für das Ohr ca. 1 kleine Tasse)

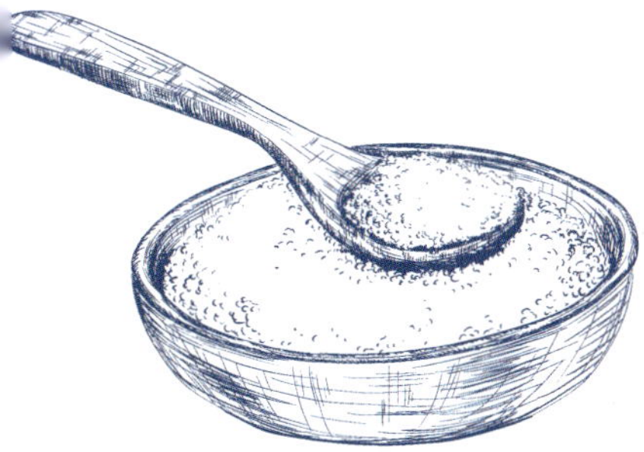

Dabei hilft's:

- + Ohrenschmerzen – vor allem dann, wenn der Zwiebelwickel abgelehnt wird
- + Tinnitus (die Empfehlung stammt aus der chinesischen Volksmedizin, einen Versuch ist sie sicherlich wert)
- + Kopfschmerzen
- + Stirnhöhlenentzündung
- + Muskelverspannungen, Wirbelsäulenbeschwerden, Gelenkschmerzen

Spannend zu wissen:

Das Salzsäckchen spendet trockene Wärme (anders als z. B. die Kartoffelauflage oder das Kopfdampfbad) und hat einen entspannenden und schmerzlindernden Effekt. Zudem wirkt das Meer- oder Steinsalz über die enthaltenen Mineralien.

Aus Deutschland

ZWIEBELSOCKE

bei Ohrenschmerzen

Das brauchen Sie:

1 Zwiebel

1 saubere Socke oder Strumpf, die/der danach entsorgt werden kann

1 gut sitzende Mütze, Stirnband oder Wollschal zum Fixieren

So geht's:

Die Zwiebel schälen und in kleine Stückchen schneiden, in die Socke oder den Strumpf füllen, das Ende verknoten oder mit einer Sicherheitsnadel verschließen. Die Zwiebelsocke wie eine Schnecke auf den Ohrausgang und den Bereich fingerbreit hinter dem Ohr Richtung Hinterkopf legen. Mit einer Mütze, einem Stirnband oder Schal vorsichtig fixieren. Die Zwiebelsocke ca. 20 Minuten aufliegen lassen, danach entsorgen. Nach der Anwendung noch eine Weile eine Mütze tragen. 1–2 × täglich anwenden.

Wichtige Hinweise und Empfehlungen:

Zwiebeln wirken entzündungshemmend und schmerzlindernd. Die Zwiebelsocke ist eine Erstmaßnahme bei leichten Ohrenschmerzen bzw. dient der Überbrückung bis zum Besuch beim HNO- oder Kinderarzt.
Bei Neigung zu heftiger Schleimhautreizung durch Zwiebelaroma und einer generellen Abneigung gegen Zwiebeln sollte auf die Anwendung verzichtet werden.
Die Wirkung der Zwiebelsocke kann durch Wärme verstärkt werden. Dafür entweder eine Wärmflasche mit warmem (nicht heißem!) Wasser füllen und zusätzlich ans Ohr halten oder die Zwiebelsocke zwischen zwei Tellern über dem Wasserbad leicht erwärmen. Keine Wärme bei Verdacht auf Mittelohrentzündung – dadurch könnte das Trommelfell platzen!

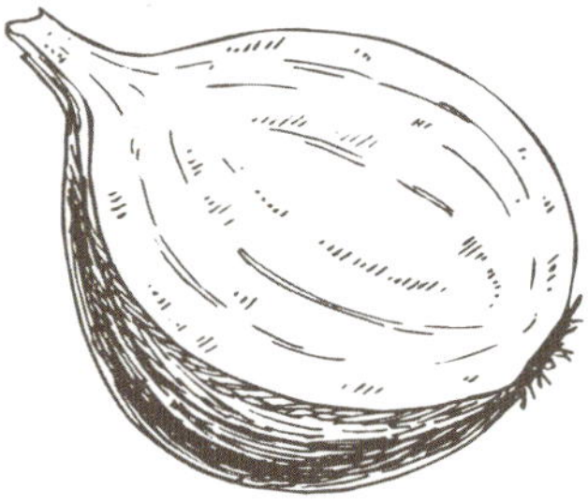

Spannend zu wissen:

Die gängige Anwendung der Zwiebelauflage besteht darin, die Zwiebelstückchen oder -scheiben in ein Tuch einzuschlagen. Da eines meiner Kinder immer wieder an Ohrenschmerzen litt und mir irgendwann das Heftpflaster aus der Apotheke ausging, um das Tuch zu verschließen, griff ich in der Not zu einer ausrangierten Socke – die Geburt der Zwiebelsocke.

Warum man den Zwiebelstrumpf auch hinter das Ohr legen soll: Hier befindet sich am Schädelknochen der sogenannte Mastoid, auf Deutsch: Warzenfortsatz (an ihm ist der Halsmuskel befestigt). Er bildet beim Menschen eine kleine Höhle, die mit dem Innenohr verbunden ist. Die Entzündung dieser Höhle – Mastoiditis genannt – ist eine gefürchtete Komplikation, da man schlecht an sie herankommt und sie dadurch schwer zu behandeln ist.

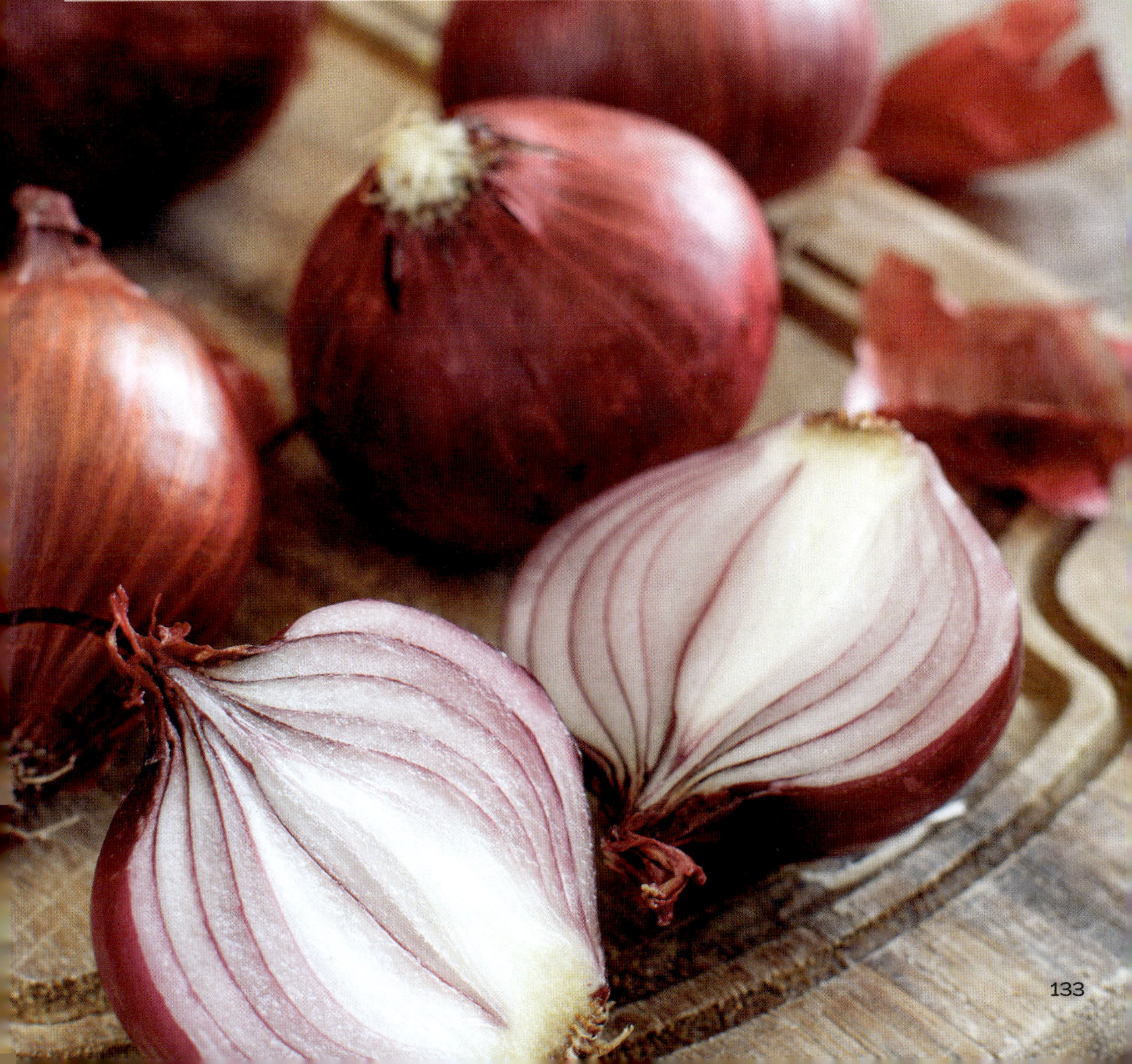

Aus der Ukraine und aus dem Ayurveda

ÖLZIEHEN

bei Parodontitis und Zahnfleischtaschen

Das brauchen Sie:

1 TL–1 EL Öl

So geht's:

Morgens (möglichst) auf nüchternen Magen 1 Teelöffel bis 1 Esslöffel Öl in den Mund nehmen und für ca. 5–15 Minuten mit geschlossenem Mund durch die Zähne ziehen. Danach ausspucken (in die Toilette) und den Mund gründlich reinigen.

Wichtige Hinweise und Empfehlungen:

Im ukrainischen Original wird Sonnenblumenöl verwendet. Im Ayurveda ist der Gebrauch von Sesamöl gang und gäbe, es enthält besonders viel Kalzium (gut gegen Knochenschwund und die Lockerung von Zähnen). Ich selber mag Kokosöl besonders gerne.

Empfehlenswert ist die Anwendung vor allem im Winter, da sie dann auch noch vor Erkältungen und grippalen Infekten schützt.

Nicht anwenden bei bekannt lockeren Plomben oder Inlays.

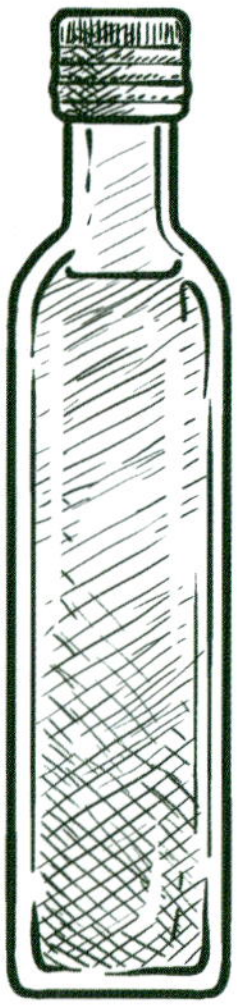

Spannend zu wissen:

Vermutlich bindet das Öl zunächst fettlösliche Gifte. Durch die Bewegung im Mund emulgiert es und bindet dann auch wasserlösliche Substanzen. Der Mundraum ist eine wichtige Eintrittspforte für Krankheitserreger, die Reinigung durch das Ölziehen beugt daher Infekten vor. Gleichzeitig wird die Mundschleimhaut gepflegt und befeuchtet.

Dabei hilft's:

+ zur Infektvorbeugung
+ Zahnfleischtaschen
+ Parodontitis/Parodontose

QUARK MIT GERIEBENEM APFEL ODER MÖHRE

bei Reizdarm

Aus Deutschland

So geht's:

Den Quark (Kefir, Dickmilch) mit geriebenem Apfel und Zimt vermischen. Fertig.

Wichtige Hinweise und Empfehlungen:

Eine herzhafte Alternative zu dieser kleinen, schmackhaften Mahlzeit (sie stammt von der Ernährungswissenschaftlerin Dr. Nadine Berlin-Aumann) ist Quark mit geriebener Karotte, der mit Zitronensaft, Salz und Petersilie gewürzt wird.

Das brauchen Sie:

200 g Magerquark (bei Durchfallneigung; ansonsten alternativ auch andere Sauermilchprodukte wie Kefir, Dickmilch etc.)

1 kleinen, entkernten, mit der Schale geriebenen Apfel

½ TL Zimtpulver

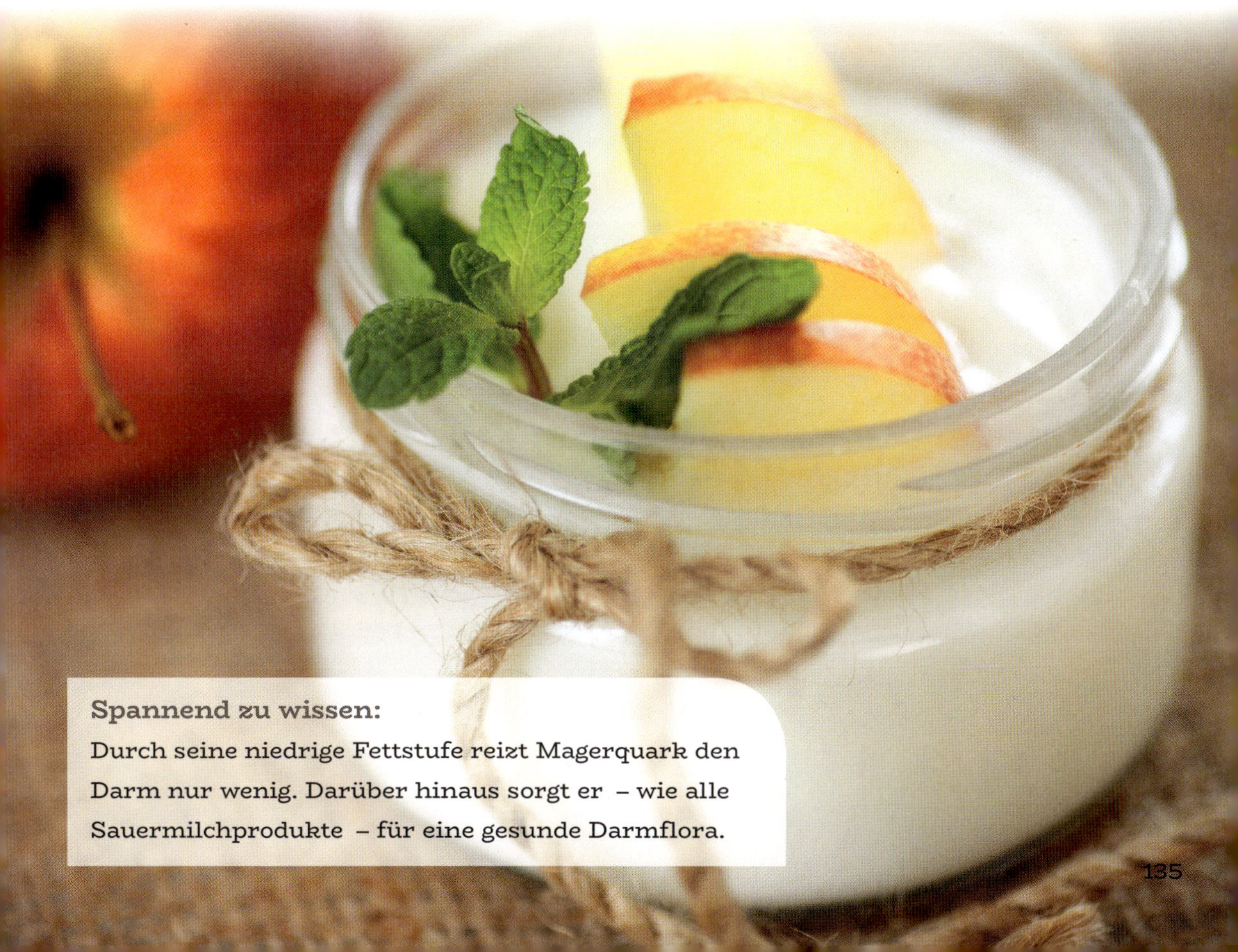

Spannend zu wissen:

Durch seine niedrige Fettstufe reizt Magerquark den Darm nur wenig. Darüber hinaus sorgt er – wie alle Sauermilchprodukte – für eine gesunde Darmflora.

Aus Deutschland

BRATAPFEL MIT HONIG UND BUTTER

bei Reizhusten

Das brauchen Sie:

Für 2 Portionen:

2 Äpfel

nach Belieben: kandierten Ingwer (nicht bei wundem Hals, aber gerne bei Kältegefühl)

1 EL Butter

1 EL Honig

So geht's:

Die Äpfel waschen, aushöhlen und entkernen, in eine gebutterte Auflaufform geben. Nach Belieben den Ingwer klein schneiden und in die ausgehöhlten Äpfel geben. Bei 200 °C im Backofen ca. 30 Minuten braten. Kurz vor Ende der Garzeit die Butter in die Aushöhlung geben, nach der Garzeit den Honig. Etwas abkühlen lassen. Langsam essen.

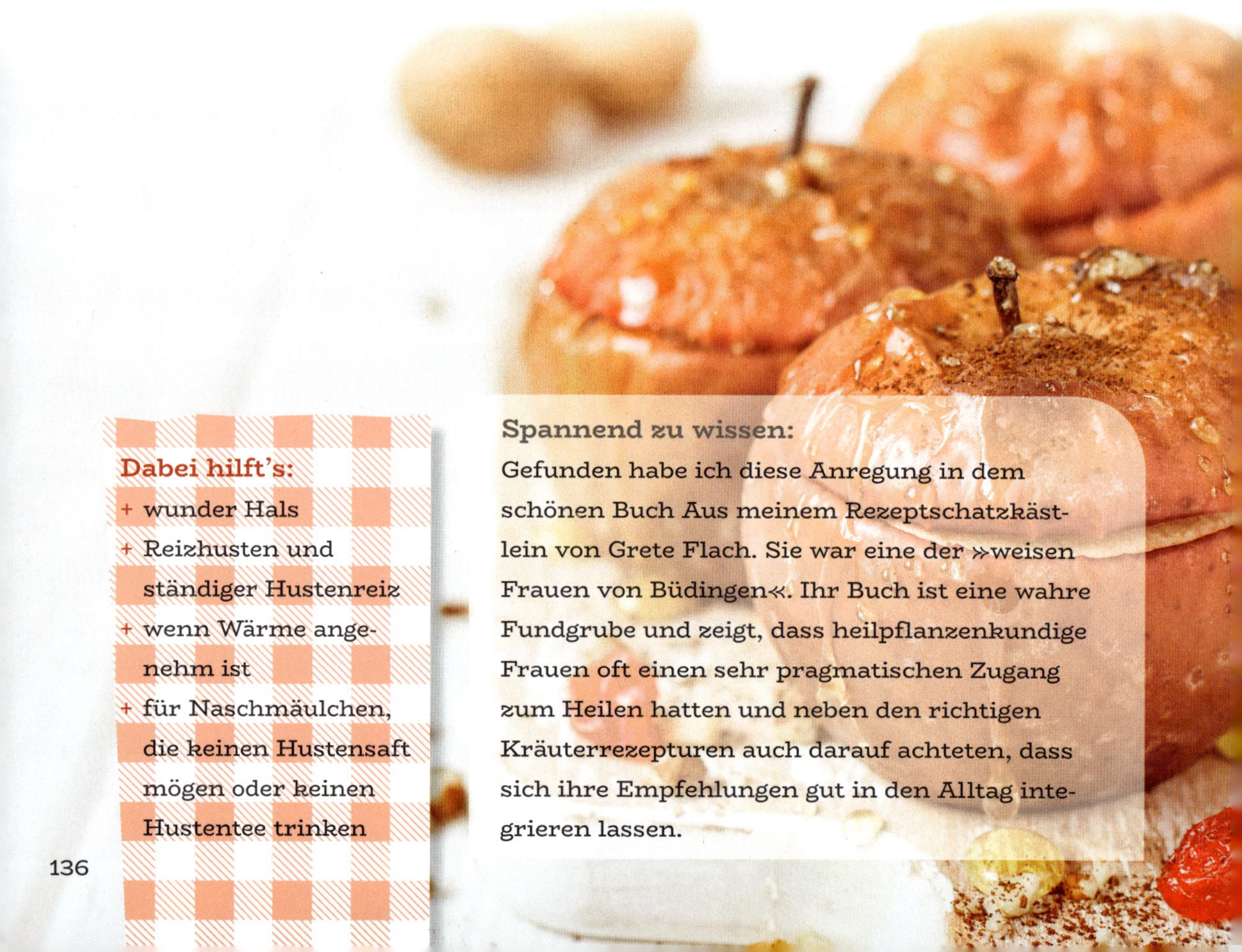

Dabei hilft's:

+ wunder Hals
+ Reizhusten und ständiger Hustenreiz
+ wenn Wärme angenehm ist
+ für Naschmäulchen, die keinen Hustensaft mögen oder keinen Hustentee trinken

Spannend zu wissen:

Gefunden habe ich diese Anregung in dem schönen Buch Aus meinem Rezeptschatzkästlein von Grete Flach. Sie war eine der »weisen Frauen von Büdingen«. Ihr Buch ist eine wahre Fundgrube und zeigt, dass heilpflanzenkundige Frauen oft einen sehr pragmatischen Zugang zum Heilen hatten und neben den richtigen Kräuterrezepturen auch darauf achteten, dass sich ihre Empfehlungen gut in den Alltag integrieren lassen.

BUTTERBÄLLCHEN MIT HONIG

bei Reizhusten

Aus England

So geht's:

Die Butter mit dem Honig vermischen, mit einem Löffel zu kleinen Bällchen formen und kühl stellen. Die Bällchen wie ein Bonbon in den Mund nehmen – wo sie schmelzen und im Hals »fettend«, pflegend und wohltuend wirken.

Das brauchen Sie:

100 g weiche Butter

2 EL festen Honig

Wichtige Hinweise und Empfehlungen:

Gefahr von Fettfingerchen …

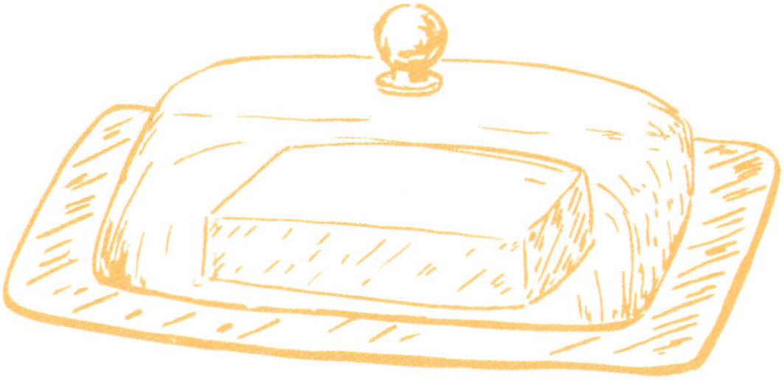

Spannend zu wissen:

Immer wieder stoßen wir in der Volksmedizin auf Fettanwendungen bei Halsschmerzen und Husten, wie z. B. Ölanwendungen, Schmalzwickel, Butterpflaster. Da scheint also etwas dran zu sein. Daher: Wenn Sie unter Husten leiden und keine Butter-Honig-Bällchen zur Hand sind, können Sie alternativ immer mal wieder ein Stückchen Butter oder ein Löffelchen Öl einnehmen.

Dabei hilft's:

+ wunder Hals
+ Reizhusten und ständiger Hustenreiz
+ wenn Kälte angenehm ist

Aus Deutschland

KARTOFFEL-HONIG-HUSTENSAFT

bei Reizhusten

Das brauchen Sie:

2–3 Biokartoffeln

2–3 EL Honig

So geht's:

Die Kartoffeln schälen, in kleine Stücke schneiden, mit Wasser bedecken und weich kochen. Das sämige Kochwasser abseihen, etwas abkühlen lassen, dann mit dem Honig vermischen und in eine Thermoskanne füllen. Den Kartoffel-Honig-Hustensaft schluckweise über den Tag verteilt trinken, dabei langsam die Kehle hinunterrinnen lassen.

Wichtige Hinweise und Empfehlungen:

Der Hustensaft sollte täglich frisch zubereitet werden.

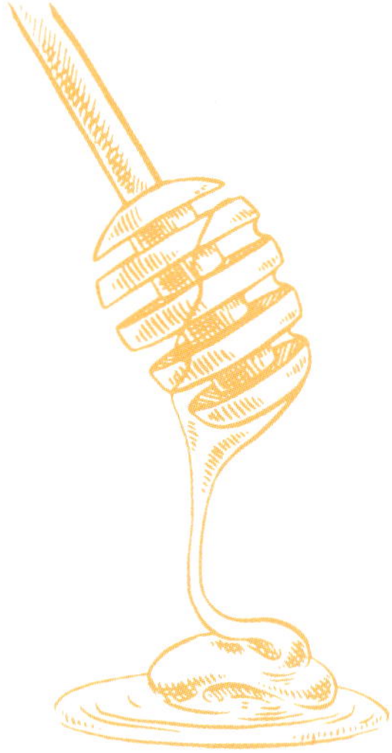

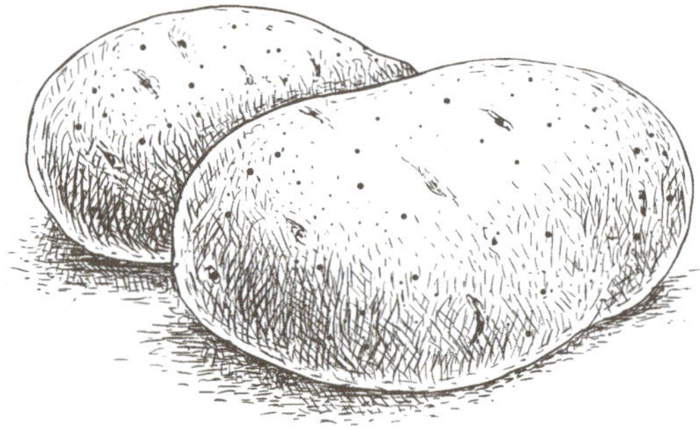

Spannend zu wissen:

Die in Kartoffeln enthaltenen Schleime wirken beruhigend, die Stärke entzündungswidrig. Beides lindert den Hustenreiz.

Der Honig wirkt ebenfalls entzündungsmindernd, daneben ist er für die sirupartige Konsistenz dieses Hustensafts verantwortlich.

KARTOFFELSCHLEIM-SÜPPCHEN

bei Reizmagen

Aus Deutschland

So geht's:

Die Kartoffeln schälen und in kleine Würfel schneiden, 20 Minuten im Wasser köcheln lassen. Jetzt haben Sie zwei Möglichkeiten: Wenn Sie eher ein »Arzneimittel« möchten: Die gegarten Kartoffeln abseihen, das Kochwasser in eine Thermoskanne füllen und über den Tag verteilt schluckweise trinken. Wenn die Suppe auch sättigen soll: Die Kartoffelstückchen mitessen, und gerne auch leicht mit Salz und Pfeffer würzen und etwas Suppengemüse und Öl oder Butter für den Geschmack hinzufügen.

Das brauchen Sie:

Für 1 Tagesportion:

3–4 Kartoffeln

1 l Wasser

evtl. Salz, Pfeffer, Suppengemüse, Öl oder Butter

Wichtige Hinweise und Empfehlungen:

Die Suppe sollte jeden Tag frisch zubereitet werden.

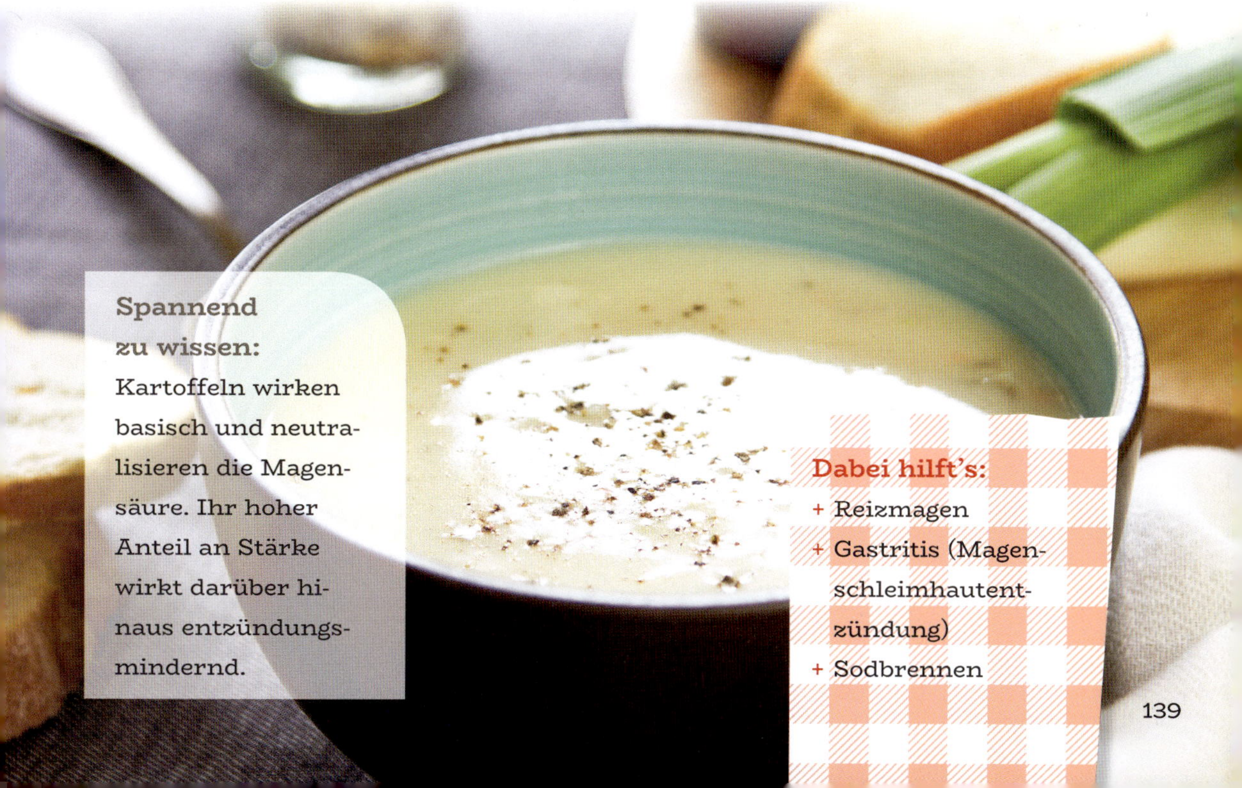

Spannend zu wissen:
Kartoffeln wirken basisch und neutralisieren die Magensäure. Ihr hoher Anteil an Stärke wirkt darüber hinaus entzündungsmindernd.

Dabei hilft's:

+ Reizmagen
+ Gastritis (Magenschleimhautentzündung)
+ Sodbrennen

Aus den USA

POTATO-AND-CARROT-MASH

zur Rekonvaleszenz und als Aufbaukost

Das brauchen Sie:

⅔ Teile Kartoffeln

⅓ Teil Karotten

Salz

So geht's:

Kartoffeln und Karotten schälen und in kleine Würfelchen schneiden, zusammen in wenig Wasser dünsten. Das Kochwasser abseihen, dabei auffangen (es kann noch getrunken werden). Kartoffeln und Möhren stampfen, leicht salzen.

Wichtige Hinweise und Empfehlungen:

Wenn in den ersten Tagen eines Infektes nichts oder wenig gegessen wird, ist dies im Normalfall in Ordnung. Danach bietet sich als Aufbaukost zunächst reines Kartoffelpüree an, im Anschluss die Mischung mit Karotten.
Wenn der Magen-Darm-Trakt wieder stabil ist, kann dem Püree etwas Butter beigefügt werden (das Vitamin A in den Karotten ist fettlöslich und kann so vom Körper besser aufgenommen werden).

Dabei hilft's:

+ nach Magen-Darm-Infekten mit Erbrechen
+ nach grippalen Infekten
+ wenn man einen Entlastungstag einlegen will
+ um Skeptikern in der Familie Gemüse unterzujubeln

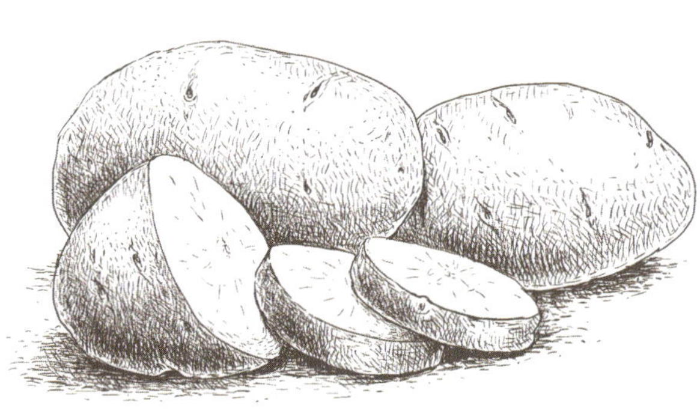

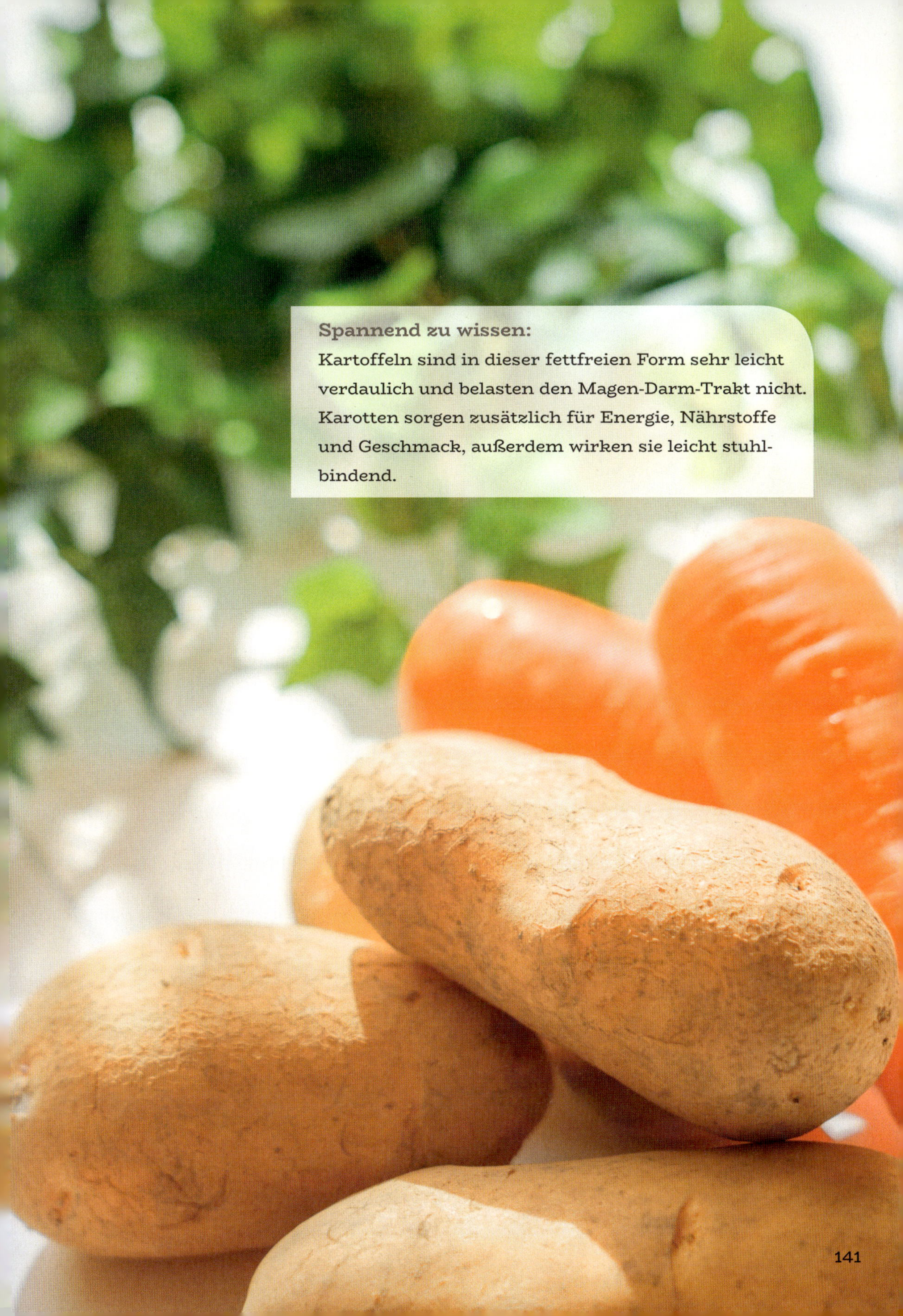

Spannend zu wissen:
Kartoffeln sind in dieser fettfreien Form sehr leicht verdaulich und belasten den Magen-Darm-Trakt nicht. Karotten sorgen zusätzlich für Energie, Nährstoffe und Geschmack, außerdem wirken sie leicht stuhlbindend.

Aus Polen

APFELREIS MIT JOGHURT

zur Rekonvaleszenz und für Detox

Das brauchen Sie:

Für 4 Portionen:

1 Tasse Reis

1 Bioapfel

1 EL Zitronensaft

1 Becher Magermilchjoghurt

1 Prise Zimtpulver

So geht's:

Den Reis in der doppelten Menge Wasser gar kochen. Inzwischen den Apfel waschen, vom Kerngehäuse befreien, mit der Schale grob raffeln, mit Zitronensaft beträufeln. Den geriebenen Apfel unter den Reis mischen, einen Klecks Joghurt dazugeben, mit 1 Prise Zimt würzen.

Wichtige Hinweise und Empfehlungen:

Vollkornreis ist nährstoffreicher als weißer Reis, aber nicht für jeden leicht verdaulich. Gerade bei empfindlichen und hochbetagten Menschen sollte auf die Verträglichkeit geachtet werden.

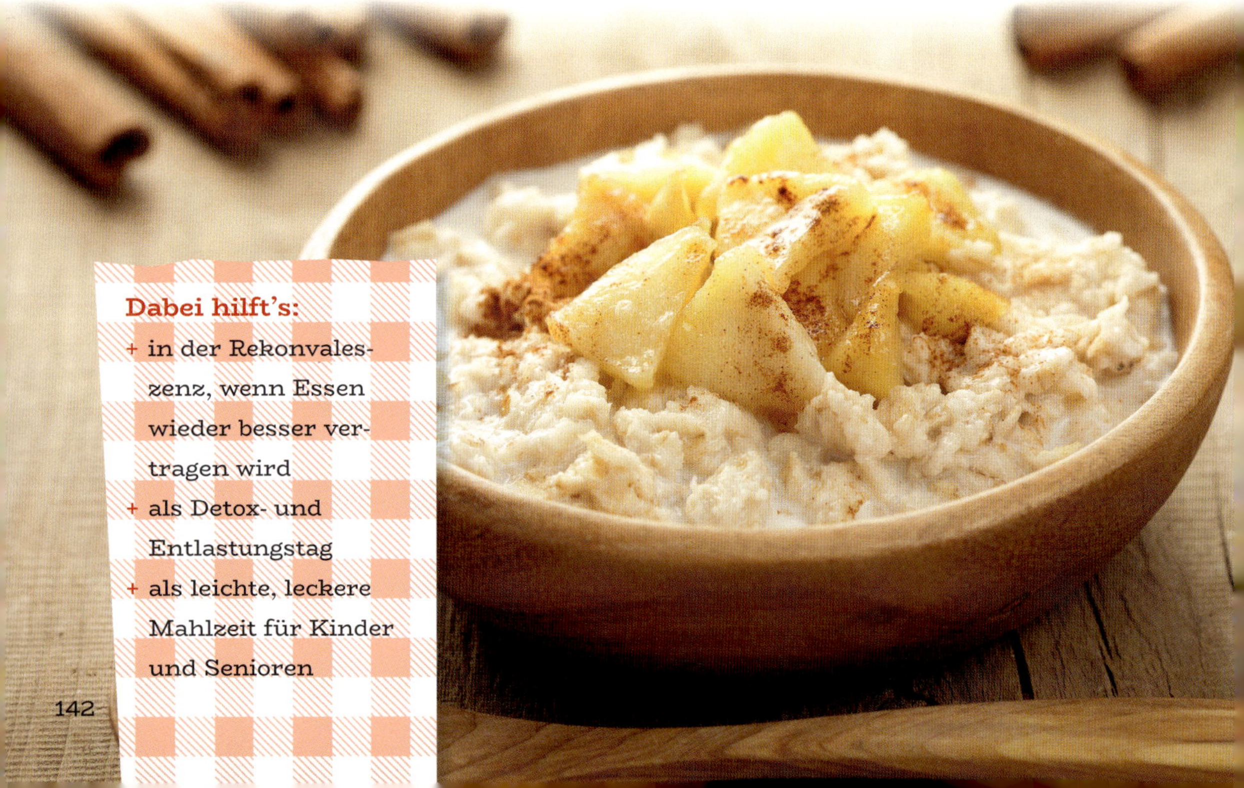

Dabei hilft's:

+ in der Rekonvaleszenz, wenn Essen wieder besser vertragen wird
+ als Detox- und Entlastungstag
+ als leichte, leckere Mahlzeit für Kinder und Senioren

SHEABUTTER-SITZBAD ODER KOKOSÖL-KÜGELCHEN

Weltweit

bei Scheidentrockenheit

So geht's:

Für ein Sitzbad: 1 Esslöffel Kokosöl (bzw. Shea- oder Kakaobutter) in eine mit warmem Wasser gefüllte Sitzbadewanne geben (die Wanne bitte nur für diesen Zweck verwenden).
Zur Pflege der Vaginalschleimhaut: Kokosöl (bzw. Shea- oder Kakaobutter) schmelzen, dann etwas abkühlen lassen, bis es wieder etwas fester wird, und kleine Kügelchen daraus formen. Die Kügelchen im Kühlschrank aufbewahren (Gefrierfach oder Kühltruhe geht auch, dann aber vor der Anwendung ein wenig erwärmen). Nach Bedarf ein Kügelchen in die Scheide einführen (dort wird es wieder flüssig).

Das brauchen Sie:

Biokokosöl (alternativ: Sheabutter oder Kakaobutter)

Wichtige Hinweise und Empfehlungen:

Öl greift Latex an. Daher bei der Anwendung von natürlichen Ölen zur Pflege der Scheidenschleimhaut oder auch als Gleitmittel darauf achten, dass Kondome, Diaphragma, Portiokappe oder Sexspielzeug latexfrei sind.

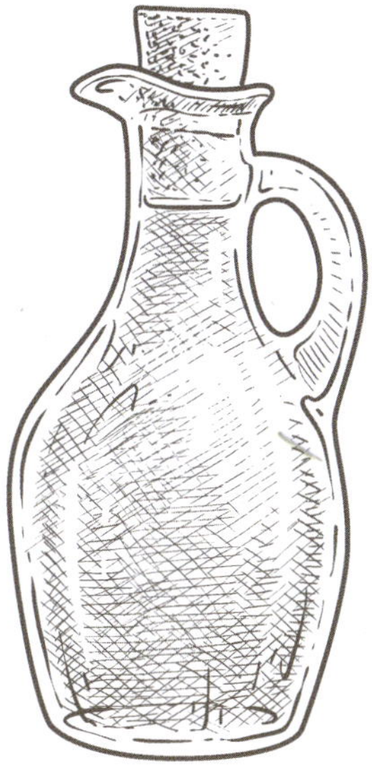

Spannend zu wissen:
Kokosöl kann auch bei Vaginalpilz hilfreich sein.

Dabei hilft's:
+ bei Scheidentrockenheit, z.B. in den Wechseljahren
+ als Gleitmittel beim Sex

Aus Bulgarien

HONIGJOGHURT AM ABEND

bei Schlafstörungen

Das brauchen Sie:

1 Naturjoghurt (alternativ: Sojajoghurt)

Honig (alternativ: Datteln, (vegane) Schokolade …)

So geht's:

Den Joghurt mit etwas Honig, Datteln oder Schokolade süßen und ca. 15 Minuten vor dem Zubettgehen genießen. Danach die Zähne putzen. Joghurt wird auch empfohlen, wenn man nachts aufwacht und nicht wieder einschlafen kann – dann aber besser ohne Süßes oder mit Zähneputzen.

Wichtige Hinweise und Empfehlungen:

Bei Milcheiweißallergie pflanzlichen Joghurt verwenden.

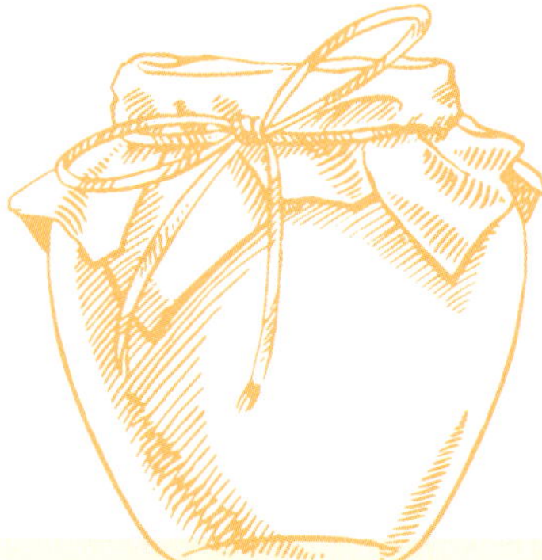

Spannend zu wissen:

Die warme Milch mit Honig ist weithin bekannt. Doch Joghurt »geht genauso«. Verantwortlich für die schlaffördernde Wirkung ist der in Milchprodukten (und in Soja ebenfalls) enthaltene Eiweißbaustein L-Tryptophan, der vom Körper in das Schlafhormon Melatonin umgewandelt wird. Honig bzw. Zucker beschleunigt diesen Prozess offenbar.

Mindestens genauso wichtig wie die biochemischen Prozesse, die durch den Honigjoghurt angeregt werden, ist sicherlich seine Funktion als Teil der Schlafhygiene. Rituale wie ein Schlaftrunk oder Abendjoghurt stimmen den Körper darauf ein, zur Ruhe zu kommen und in den Regenerationsmodus zu schalten.

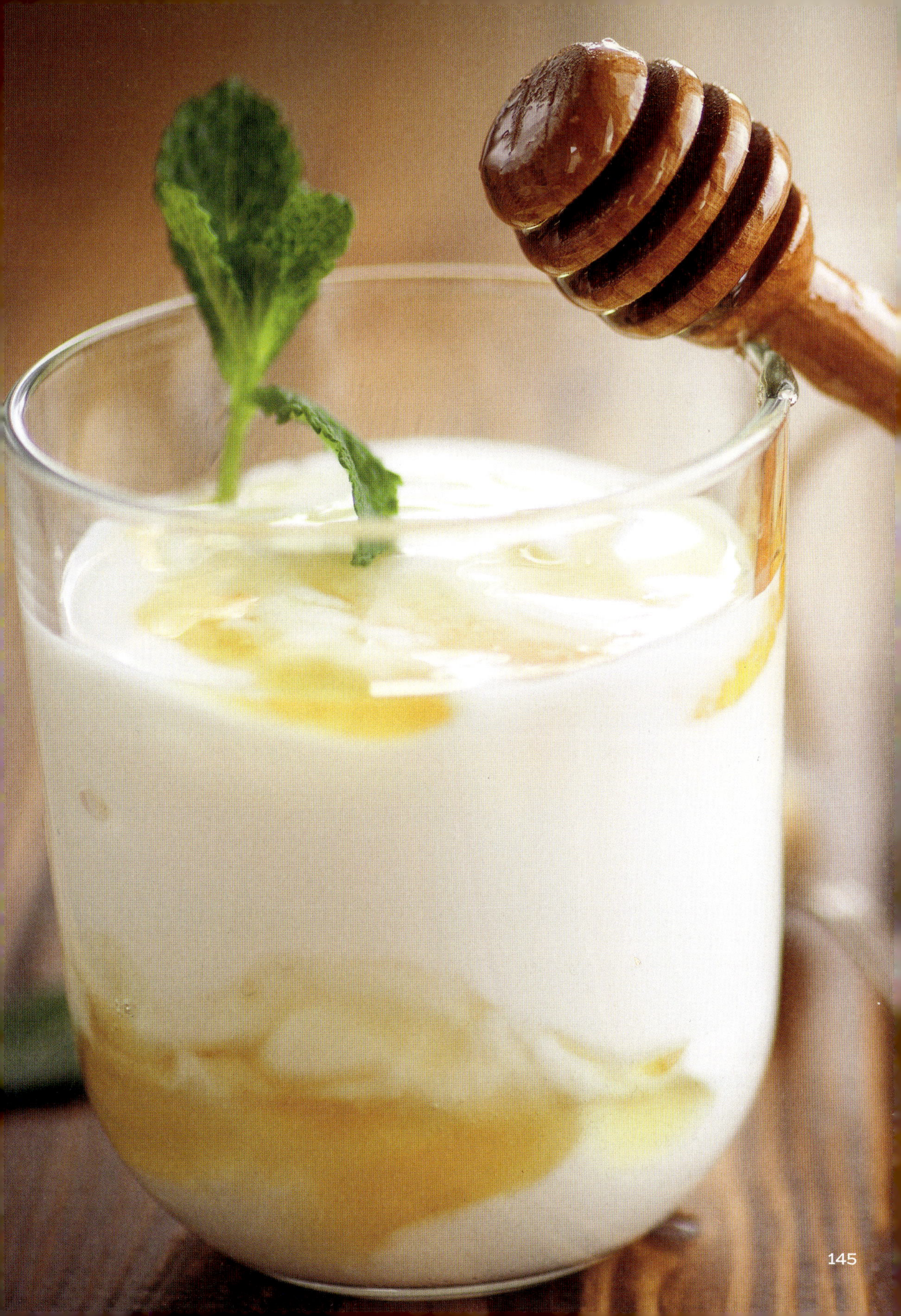

Aus Indien

GOLDEN MILK MIT HONIG

bei Schlafstörungen und vielem mehr

Das brauchen Sie:

250 ml Vollmilch (alternativ: pflanzliche Milch)

1 TL Kurkumapulver

½ TL Zimtpulver

1 Prise Pfeffer

1 TL Honig (alternativ: Jaggery, Kokosblütenzucker, Ahornsirup, Datteln)

nach Belieben: Vanille, Kardamompulver, Mandelmus

So geht's:

Die Milch erwärmen, nicht kochen. Gewürze hinzugeben, alles gut verrühren, mit dem Honig süßen. Die Gewürzmilch in kleinen Schlucken trinken.

Wichtige Hinweise und Empfehlungen:

Die Milch lässt sich sehr gut auch vegan zubereiten: Dann statt Kuhmilch Hafer-, Soja- oder Mandelmilch verwenden. Hafer hat eine lange Tradition als schlafförderndes Getreide, Soja und Mandeln enthalten wie Kuhmilch die Aminosäure L-Tryptophan, die für guten Schlaf sorgt.
Mein Tipp: Bereiten Sie sich die Gewürzmischung auf Vorrat zu, das macht es noch einfacher.
Achtung: Keine Anwendung von Kurkuma bei Verschluss der Gallenwege.

Dabei hilft's:

+ Schlafstörungen
+ Erschöpfung
+ chronische und unbemerkte Entzündungen (»silent inflammations«)

Spannend zu wissen:

Kurkuma sollte gleichzeitig mit Fett (und Pfeffer) aufgenommen werden. Dies erhöht die Bioverfügbarkeit der Wirkstoffe.

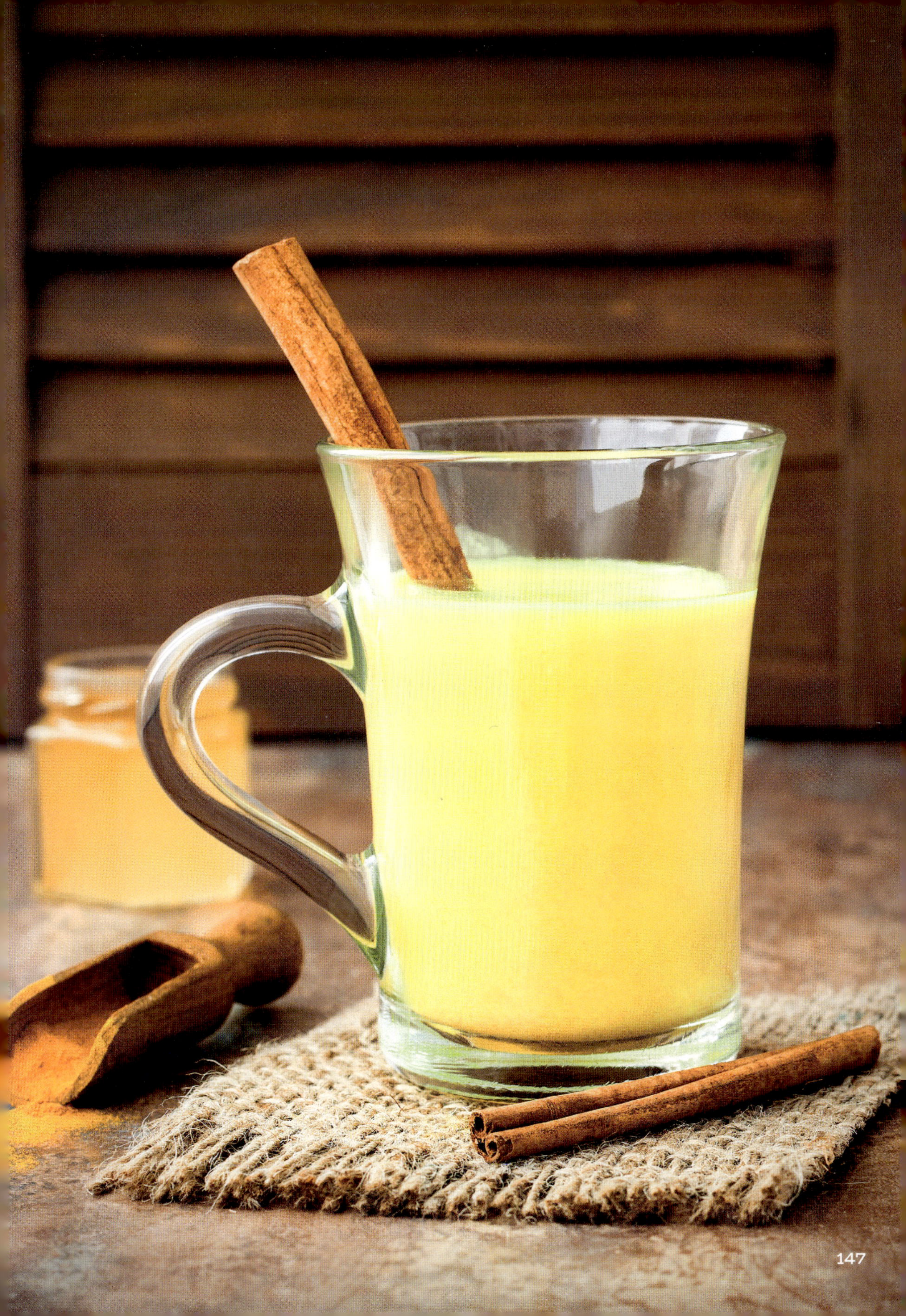

Aus dem Mittelmeerraum

OLIVENÖL

zur Vorbeugung von Schlaganfällen

Das brauchen Sie:

Olivenöl

So geht's:

Verwenden Sie regelmäßig Olivenöl für Ihr Salatdressing oder zum Kochen. Einfach genießen.

Wichtige Hinweise und Empfehlungen:

Achten Sie darauf, immer hochwertiges Olivenöl zu verwenden, am besten die Qualität »extra vergine«. Olivenöl sollte nicht zu stark erhitzt werden.

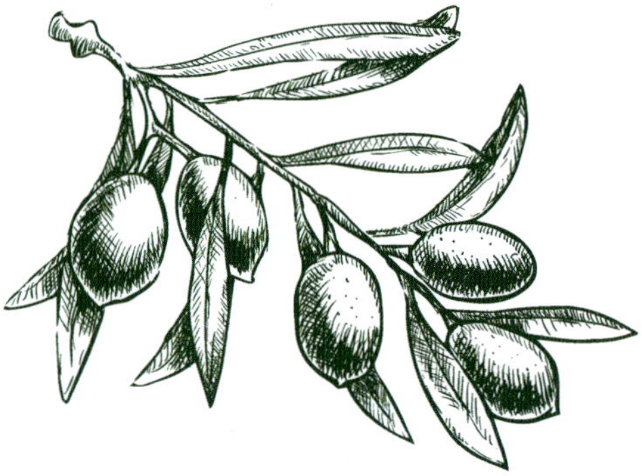

Spannend zu wissen:

Schon lange weiß man, dass die mediterrane Kost als Ganzes das Risiko für Herz-Kreislauf-Erkrankungen reduzieren kann. Mittlerweile wird viel zu den einzelnen Komponenten geforscht. Die spanische PREDIMED-Studie (Prevención con Dieta MEDiterránea) mit 7000 Teilnehmern zwischen 55 und 80 Jahren zeigte: Vor allem das qualitativ hochwertige Olivenöl »extra vergine« scheint sich positiv auszuwirken. Es reduzierte das Herzinfarkt- und Schlaganfallrisiko der Probanden um 39 %. Übrigens scheinen auch Nüsse einen ähnlichen vorbeugenden Effekt zu haben.

Dabei hilft's:

+ zur Vorbeugung eines Schlaganfalls
+ Müdigkeit
+ Abgeschlagenheit
+ Entzündungen

ESSIG MIT ZUCKER

Weltweit

bei Schluckauf

So geht's:

Den Zucker auf einen Esslöffel geben und darauf einen Spritzer Obstessig, einnehmen.

Das brauchen Sie:

1 TL Zucker

1 Spritzer Obstessig

Wichtige Hinweise und Empfehlungen:

Für Diabetiker ist diese Anwendung nicht geeignet.

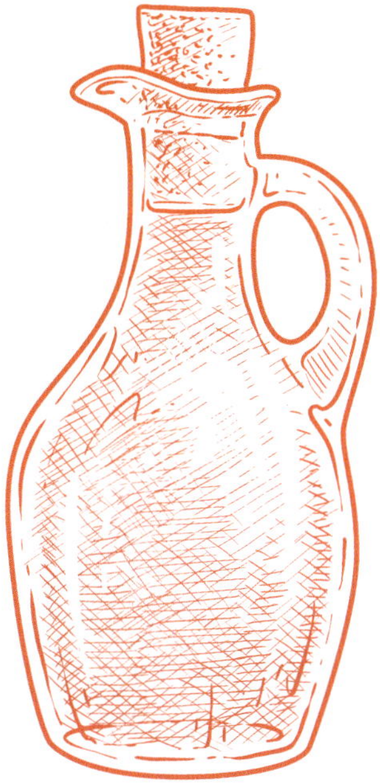

Spannend zu wissen:

Man mag es nicht glauben – aber es gibt tatsächlich mehrere wissenschaftliche Arbeiten zur Wirksamkeit von Essig bei Schluckauf. Interessanterweise beschreiben diese Artikel vor allem seinen Einsatz bei Schluckauf, der durch fortgeschrittene Krebserkrankungen und Chemotherapie verursacht wird – bei einem Patienten ganze sieben Tage lang! Nichts half. Erst als er begann, etwas Essig einzunehmen, stoppte der Schluckauf. Bei einem kleinen japanischen Mädchen mit einer neurologischen Erkrankung, das ebenfalls immer wieder unter anhaltendem Schluckauf litt, brachten ebenfalls erst einige Tröpfchen Essig (in die Nase getropft) Linderung. Heißt also: Es gibt interessante Erfolge. Übrigens: Der Zucker muss nicht unbedingt sein – er macht die Einnahme nur angenehmer.

Aus den USA

SPÜLUNG MIT VERDÜNNTEM APFELESSIG

bei Schuppen und stumpfem Haar

Das brauchen Sie:

¼ Tasse Apfelessig

¾ l lauwarmes Wasser

1 saubere weithalsige Flasche oder ähnliches Gefäß

So geht's:

Apfelessig und Wasser in die Flasche oder das Gefäß füllen. Nach der Haarwäsche über die Haare geben. Nicht ausspülen.

Wichtige Hinweise und Empfehlungen:

Verwenden Sie keinen Essig mit zu hohem Essigsäureanteil (und erst recht nicht Essigessenz).

Bei gefärbten Haaren zunächst einen Test mit der Spülung an einer einzelnen Strähne durchführen.

Viele Rezeptbücher empfehlen höhere Essigkonzentrationen, ich halte es aber für ratsam, zunächst mit dieser anzufangen. Bei Jucken oder Hautirritationen die Konzentration reduzieren.

Höher dosieren kann man immer. Bei Haarausfall oder Schuppen kann das leichte Einmassieren der Lösung in die Kopfhaut zusätzlich unterstützend wirken.

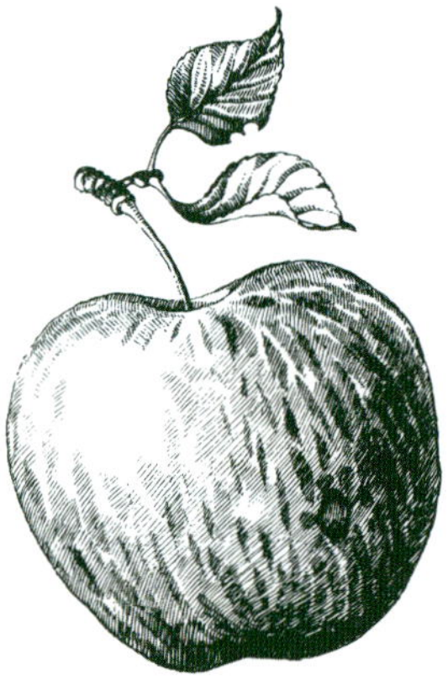

Spannend zu wissen:

In den USA werden Apfelessig und Apfelcidre zur Behandlung von Schuppen empfohlen: Dazu Essig bzw. Cidre erwärmen, unverdünnt auf die Kopfhaut auftragen und dann mit Shampoo auswaschen.

Aus Asien kommt ein Tipp für einen Conditioner, der die Haare besonders weich und seidig machen soll: Reiswasser.

Dabei hilft's:

+ stumpfes Haar
+ Schuppen
+ Haarausfall
+ als pflegende Spülung nach der Haarwäsche

FANOUROPITA

bei Sehnsucht und Verlust

Aus Griechenland

Das brauchen Sie:

3 Tassen Mehl

1 Tasse Zucker (alternativ: Honig)

1 ½ TL Backpulver

1–2 TL Zimtpulver

¼ TL Nelkenpulver

½ Tasse gehackte Walnüsse

½ Tasse Rosinen (alternativ: Sultaninen)

1 Tasse Olivenöl (alternativ: Sonnenblumenöl)

1 Tasse Orangensaft

geriebene Schale von 1 Bioorange

Puderzucker zum Bestreuen

So geht's:

Den Backofen auf 180 °C vorheizen. Alle trockenen Zutaten in einer Schüssel mischen: Mehl, Zucker, Backpulver, Gewürze, Walnüsse und Rosinen. Dann die feuchten Zutaten dazugeben: Olivenöl, Orangensaft und -schale. Alles gut mischen und in eine mit Olivenöl gefettete Backform füllen. Im Ofen für 40–45 Minuten backen (Stäbchenprobe machen). Den fertigen Kuchen aus der Form lösen, mit Puderzucker bestreuen, 10 Minuten abkühlen lassen. Servieren.

Wichtige Hinweise und Empfehlungen:

Mit Honig statt Zucker wird der Kuchen schneller dunkel.

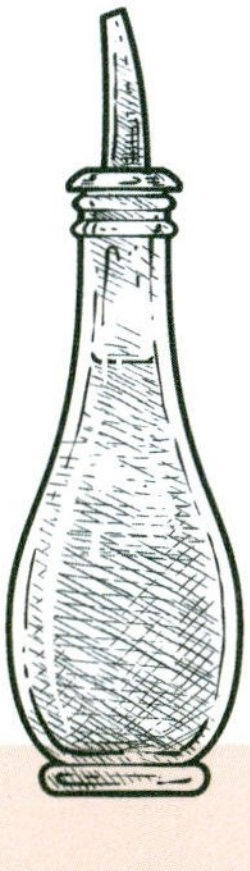

Spannend zu wissen:

Der heilige Fanourios ist der Schutzpatron von Rhodos. Ihm zu Ehren wird am 27. August dieses Kuchenbrot gebacken und in die Kirche gebracht – in der Hoffnung, dass er Vermisstes oder Ersehntes wieder auftauchen lässt. Das kann auch ein neuer Lebenssinn oder ein ersehnter Partner, eine »bessere Hälfte« sein.

Dabei hilft's:

+ bei Sehnsucht nach etwas Verlorenem oder Vermisstem

Aus Kasachstan

GERIEBENER APFEL

bei Sodbrennen

Das brauchen Sie:

½ Apfel

Glasreibe (wenn möglich)

So geht's:

Den Apfel waschen, entkernen, mit der Schale auf einer Glasreibe (oder, wenn keine zur Hand ist, auf einer anderen möglichst feinen Reibe) reiben, etwas stehen lassen. Teelöffelweise genießen.

Wichtige Hinweise und Empfehlungen:

Sodbrennen ist nur ein Symptom. Es kann verschiedene Ursachen haben, die abgeklärt werden sollten.

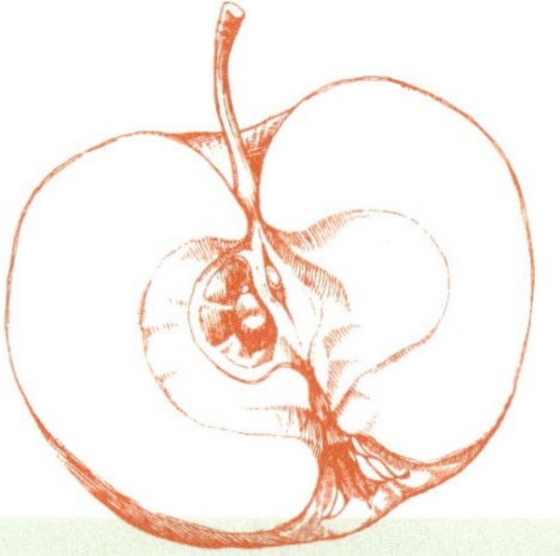

Spannend zu wissen:

Das klassische Hausmittel gegen Sodbrennen ist, ein Stückchen rohe Kartoffel zu essen oder einen Löffel frisch gepressten Kartoffelsaft zu trinken. Beides ist erfahrungsgemäß wirkungsvoll, aber nicht für die Daueranwendung geeignet.

Interessant ist, dass in der chinesischen Heilkunde beide Heilmittel – Apfel und Kartoffel – kombiniert werden: Dazu den Apfel waschen, entkernen, mit der Schale in Stücke schneiden. Zusammen mit einem Stück roher geschälter Kartoffel mit dem Pürierstab pürieren oder auf einer Glasreibe reiben. Langsam essen und gut einspeicheln.

Kartoffel und Apfel ergänzen sich in ihren Wirkungen: Die Kartoffel wirkt vor allem entsäuernd. Sie ist ein außerordentlich basisches Gemüse und neutralisiert dadurch die Magensäure. Der Apfel wirkt vermutlich durch das Pektin, das sowohl Magensäure bindet als auch einen schützenden Film über der Schleimhaut bildet.

DER REIS DER PERLENTAUCHER

zur Stärkung

Aus den Golfstaaten

So geht's:

Wasser, Vanillezucker und Reis in einen Topf geben. Bei schwacher Hitze 10–15 Minuten kochen, dabei immer wieder umrühren. Zum Schluss nach Geschmack mit viel Honig, Butter, Zimt und Kardomom abschmecken.

Wichtige Hinweise und Empfehlungen:

Dazu schmeckt in Butter gedünstetes Obst oder Trockenobst gut.

Das brauchen Sie:

Für 2 Portionen:

2–3 Tassen Wasser (alternativ: Milch/Pflanzenmilch)

1 Päckchen Vanillezucker

1 Tasse Reis

reichlich Honig

2 EL Butter

nach Belieben: Zimt- und/ oder Kardamompulver

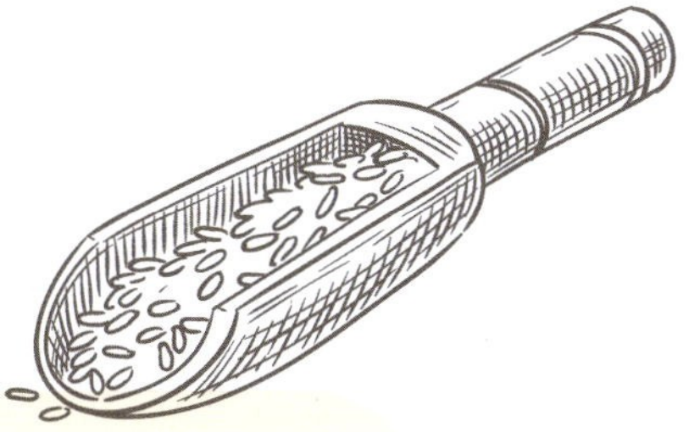

Spannend zu wissen:

In den verschiedensten Kulturen gibt es Rezepte für in Milch oder Wasser gekochten Reis, der sehr reichhaltig serviert wird und dazu dient, schnell Energie zu spenden. In Bahrain, wo dieses Rezept herkommt, wird »Muhammar«, »der süße Reis der Perlentaucher«, von den Tauchern gegessen, um besonders häufig und lange unter Wasser bleiben zu können. Dazu wird Basmatireis in Salzwasser gekocht, mit Kardamom, Safran und Rosenwasser gewürzt und mit reichlich Dattelsirup und Butter genossen.

Dabei hilft's:

+ vor hohen Leistungsanforderungen
+ wenn der Liebste ein »Süßer« ist
+ Appetitlosigkeit von Kindern
+ zur Stärkung für Hochbetagte und Demenzkranke

Aus Deutschland

INGWER-NUSS-HÄUFCHEN

als Mitbringsel gegen Stress

Das brauchen Sie:

jeweils zu gleichen Teilen:

kandierten Ingwer, am besten schon in kleinen Würfeln

Zartbitterkuvertüre

Cashewbruch (alternativ: Walnussbruch, gehackte Mandeln, Erdnüsse …)

schwach entöltes Kakaopulver

So geht's:

Den Ingwer gegebenenfalls noch klein schneiden. Die Kuvertüre schmelzen. Ingwerstückchen und Cashewbruch dazugeben und vermischen. Mit zwei Teelöffeln kleine (!) Häufchen der Masse auf ein Backblech mit Backpapier setzen, abkühlen lassen. Zum Schluss mit Kakaopulver bestäuben oder darin wälzen. Fertig.

Wichtige Hinweise und Empfehlungen:

Die Ingwer-Nuss-Häufchen nicht im Kühlschrank abkühlen lassen, dadurch verliert die Schokolade ihren Glanz. Diese Süßigkeit ist schnell gemacht: Wenn Sie die Zutaten zu Hause haben, dauert die Zubereitung keine Viertelstunde.

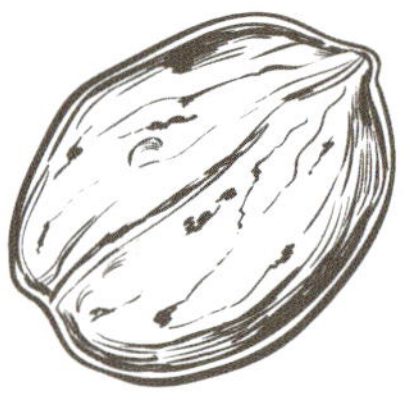

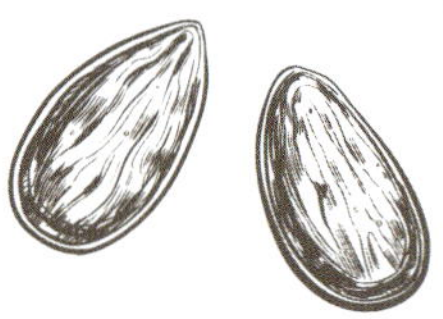

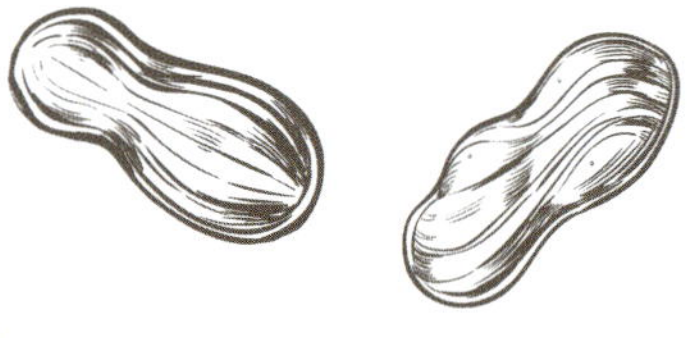

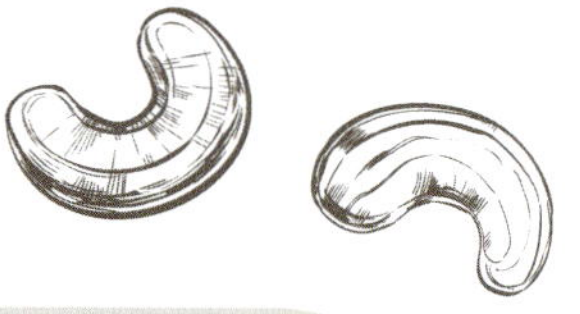

Dabei hilft's:

+ in Belastungszeiten
+ innere Kälte
+ Liebeskummer
+ Altersdepression
+ im hohen Alter
+ als Weihnachtsplätzchen

Spannend zu wissen:

Ingwer kurbelt den Stoffwechsel an und sorgt für innere Wärme, Nüsse sind Nervennahrung. Zartbitterschokolade ist die gesündeste Süßigkeit überhaupt und senkt sogar noch ein ganz klein wenig den Blutdruck. Kakaopulver wirkt antioxidativ und reduziert damit den Stress für die Zellen.

BALLI FISTIK

bei Stress und Heißhunger

Aus der Türkei

Das brauchen Sie:

4 Teile Pistazien
(alternativ: Mandeln, Nüsse)

1 Teil Honig

So geht's:

Der schnellste Weg: Geriebene Mandeln oder Haselnüsse aus der Backabteilung im Supermarkt besorgen, mit Honig im Verhältnis 4:1 vermischen.
Die cremigere Variante: Pistazien, Haselnüsse oder Mandeln im Backofen bei 180 °C 20 Minuten von allen Seiten rösten (geht auch in der Pfanne: dann bitte gut aufpassen, dass nichts anbrennt), abkühlen lassen. Im Mixer zu einer pastenartigen Konsistenz verarbeiten (ca. 3 Minuten), mit dem Honig verrühren.
Beide Varianten entweder direkt löffeln oder auf Brot essen.

Wichtige Hinweise und Empfehlungen:

Dieser Nusshonig ist nichts für den täglichen Genuss, aber optimal für Heißhungerattacken, bevor man die Süßigkeitenabteilung stürmt. Größere Menge können Sie in einem verschlossenen Schraubglas im Kühlschrank aufbewahren.

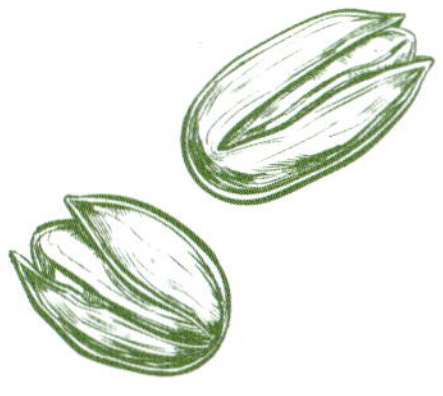

Spannend zu wissen:
Dieses Rezept von »Pistazienbrei mit Honig« stammt aus der Türkei. In vielen Kulturen gibt es derartige »Energiepasten«, die Kraft geben und die Gesundheit stärken. Oft werden auch statt des Honigs Trockenfrüchte verwendet. Beispielsweise hilft »Govdun«, eine Paste aus gemörserten Walnüssen und Maulbeeren zu gleichen Teilen, den Bewohnern im kalten türkischen Ezurum über die strengen Winter. In Marokko werden Mandeln mit Honig und Arganöl vermischt und als »Amlou« als Dip zum Frühstück gegessen.

Dabei hilft's:
+ als Energyfood
+ als gesunde Süßigkeit
+ in stressigen Zeiten

Aus Ägypten

KLEOPATRA-BAD

bei Stress und Selbstzweifel

Das brauchen Sie:

1 Tasse Honig

1–2 l Milch (alternativ: Pflanzenmilch)

So geht's:

Badewasser einlaufen lassen. Dann zunächst den Honig in das warme Wasser geben und auflösen, danach die Milch. Badedauer 20 Minuten.

Wichtige Hinweise und Empfehlungen:

Das Bad ist wunderbar entspannend und pflegt die Haut. Sie wird weich und duftet gut.

Bei Kuhmilchallergie auf Ziegenmilch umsteigen. Wer keine tierische Milch verwenden möchte, kann auch Mandel- oder Hafermilch (aus dem Bioladen) nehmen.

Spannend zu wissen:

Kleopatra soll in einer Mischung aus Eselsmilch und Honig gebadet haben. Historisch gesichert ist dies nicht. Vielleicht hat sich die Legende von der Anwendung auch gehalten, um zu zeigen, wie wohlhabend Kleopatra war. Denn die Verwendung von Eselsmilch galt im alten Ägypten als Zeichen von Reichtum und hohem gesellschaftlichem Status. Wenn Sie das Bad nehmen, sollten Sie sich auch etwas ganz anderes bewusst machen: Kleopatra ist bekannt für ihre Schönheit. Zumindest glaubt das, wer die Comics über Asterix und Obelix gelesen hat. In Wahrheit, so historische Quellen, sah die Königin vom Nil offenbar gar nicht so gut aus. Was wieder einmal zeigt, dass man nicht schön, sondern charmant und intelligent sein muss, um Herrscher wie Julius Cäsar um den Finger zu wickeln.

In Milch und Milchprodukten wird übrigens rund um den Globus gebadet: Auf der Alm nehmen die Sennerinnen gern ein Bad in Molke, dem einzigen basischen Milchprodukt. In den USA werden 2–3 Liter »buttermilk« ins Badewasser gegeben.

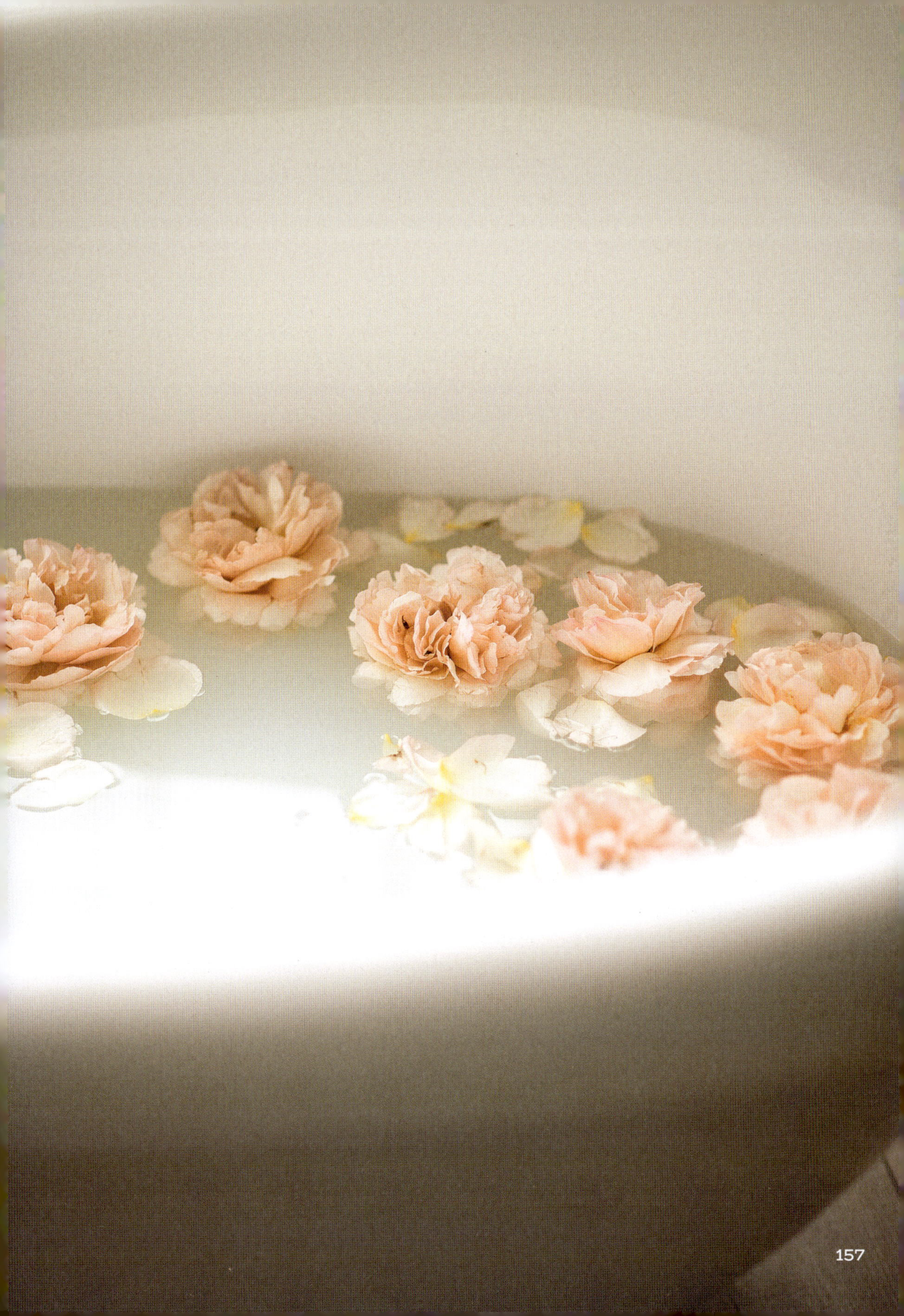

Aus Asien

GINGERTEA

bei Übelkeit

Das brauchen Sie:

1 daumennagelgroßes Stück frischen Ingwer pro Tasse

So geht's:

Die Ingwerwurzel schälen und klein schneiden. Mit kochendem Wasser übergießen, 5–10 Minuten zugedeckt ziehen lassen, abseihen. Der Tee wird schärfer, je länger man ihn ziehen lässt und je kleiner die Ingwerstückchen sind.

Wichtige Hinweise und Empfehlungen:

Alternativ können Sie auch ein Ingwerpräparat aus dem Handel oder der Apotheke verwenden.
In geringer Dosierung kann Ingwertee auch bei Schwangerschaftsübelkeit eingenommen werden (in Absprache mit dem Arzt!). In der fortgeschrittenen Schwangerschaft sollte Ingwer nicht mehr pur genossen werden und nur noch einen Teil von Teemischungen ausmachen, empfohlen werden ab der 16. Schwangerschaftswoche maximal 10%. Im dritten Trimester der Schwangerschaft sollte auf Ingwer ganz verzichtet werden.

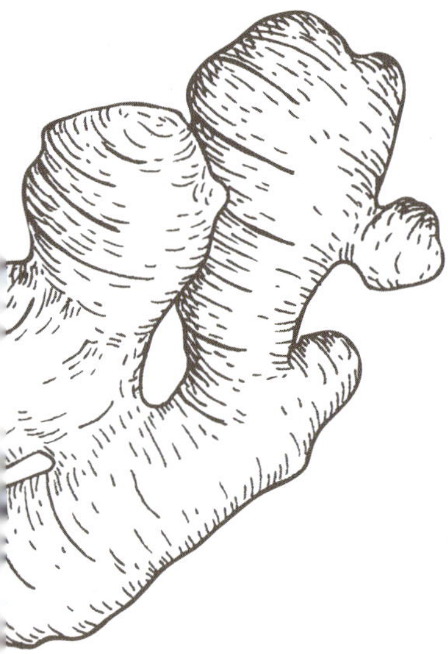

Spannend zu wissen:
Die Anwendung bei Übelkeit, vor allem wenn diese durch Bewegung verursacht wird, ist wissenschaftlich gut untersucht und belegt. Alternativ zum Tee wird die Einnahme von Ingwersaft in kleinen Mengen empfohlen. Es gibt auch diverse Studien und gute Erfahrungen mit Ingwer bei Übelkeit durch Chemotherapie. Allerdings ist dies von Medikament zu Medikament unterschiedlich – bei manchen Chemotherapeutika wird die Übelkeit durch Ingwer gelindert, bei anderen nicht.

Dabei hilft's:
+ Übelkeit, vor allem Reiseübelkeit

APFELRINGE PLUS WASSER

bei Übergewicht

Aus den USA

So geht's:

Einfach knabbern und dazu Wasser trinken. Am besten nicht im Gehen oder Stehen, sondern entspannt und genussvoll.

Das brauchen Sie:

getrocknete Apfelringe oder Apfelchips

Wasser

Wichtige Hinweise und Empfehlungen:

Getrocknete Apfelringe oder Apfelchips sollten immer mit Flüssigkeit eingenommen werden, da sie im Darm quellen – dadurch wirken sie appetithemmend.

Sie können Apfelringe auch ganz leicht selber machen (gerade für Kinder ist das eine schöne Beschäftigung) – und so schmecken sie gleich noch besser: Einfach Äpfel sammeln (oder kaufen), waschen, das Kerngehäuse ausstechen. Das Fruchtfleisch in schmale Ringe schneiden, auf ein Band fädeln und trocknen lassen.

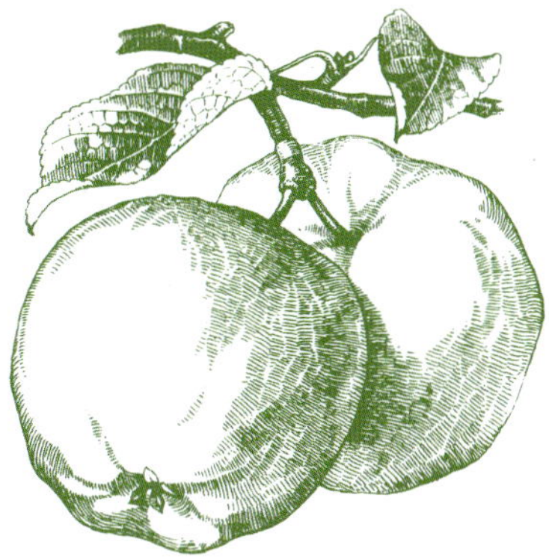

Spannend zu wissen:

Diesen Tipp habe ich aufgrund einer kalifornischen Studie von 2013 aufgenommen. Gesunde Ernährung ist in der Theorie sehr einfach, aber in der Praxis anstrengend. Daher wird viel dazu geforscht, wie man Obst und Gemüse für Kinder und Jugendliche attraktiv machen kann.

In der vorliegenden Studie wurden 41 übergewichtige Kinder in zwei Gruppen eingeteilt: Die eine Gruppe bekam einen Muffin angeboten, die andere getrocknete Äpfel. Ein anderes Mal bekam die zweite Gruppe den Muffin und die erste den Apfelsnack. Es zeigte sich, dass nach dem Apfelsnack signifikante Verbesserungen im Hinblick auf den systolischen Blutdruck, die Blutfettwerte sowie eine Verringerung der Entzündungsmarker im Blut zu beobachten waren.

Dabei hilft's:

+ als Alternative zu Kartoffelchips, Muffins & Co.

Aus Deutschland

ABGEKÜHLTE KARTOFFELN

bei Verdauungsproblemen

Das brauchen Sie:

gekochte und abgekühlte Kartoffeln oder Süßkartoffeln

So geht's:

Die (Süß-)Kartoffeln erwärmen und mit etwas Butter oder Öl und Gewürzen als Beilage zu sich nehmen. Alternativ kalt als Kartoffelsalat.

Wichtige Hinweise und Empfehlungen:

Resistente Stärke (s.u.) bildet sich z.B. auch in abgekühlten Nudeln.

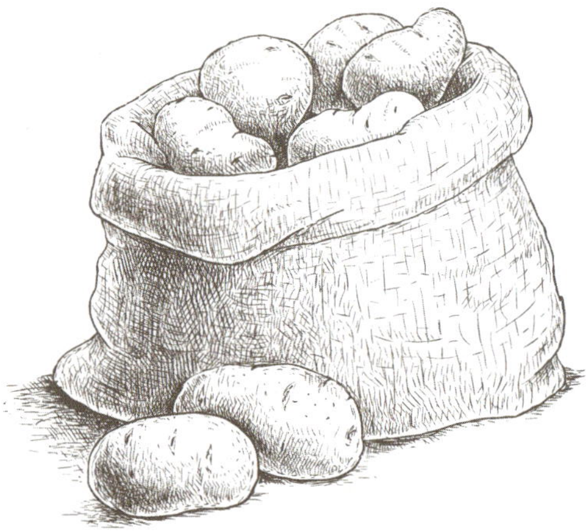

Spannend zu wissen:

Auch wenn Kartoffeln in den letzten Jahren etwas in Verruf gekommen sind: Gerade abgekühlte Pellkartoffeln sind außerordentlich gesund. Sie verwandeln nämlich ihre Stärke in sogenannte resistente Stärke, um ganz genau zu sein: in retrogradierte Stärke. Diese ist erstens gut verträglich und zweitens unverdaulich und wird als Ballaststoff wieder ausgeschieden.

Dabei hilft's:

+ allgemein bei Neigung zu Darmproblemen
+ Blähungen
+ Völlegefühl

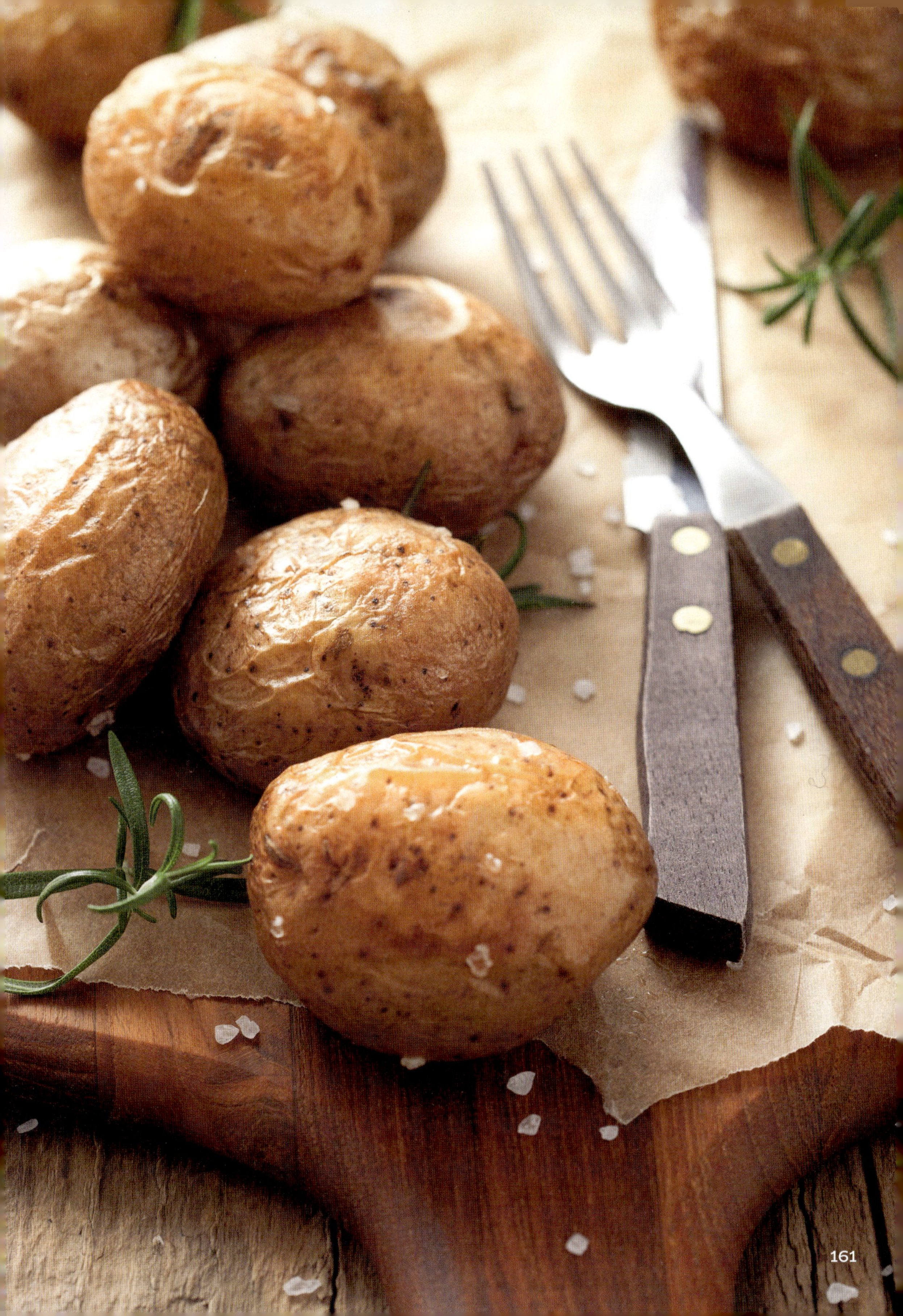

OXYMEL MIT ZWIEBEL – WILDE VARIANTE

bei Verschleimung und Stauung

Das brauchen Sie:

¼ Volumenteil klein geschnittene Zwiebel

½ Volumenteil Honig

¼ Volumenteil Essig

1 sauberes Schraubglas

So geht's:

Alle Zutaten vermischen und in ein verschließbares Gefäß geben. Dunkel und kühl ca. 2 Wochen stehen lassen, dann abseihen.
Nach Geschmack etwas Oxymel in ein Glas geben, mit Wasser aufgießen und umrühren.

Wichtige Hinweise und Empfehlungen:

Es gibt neben der »wilden« auch eine »zivilisierte« Variante. Dafür wird ⅓ Volumenteil Zwiebel bzw. Ingwer zerkleinert und mit ⅔ Volumenteilen Essig versetzt. Das Ganze lässt man 2 Wochen dunkel und kühl ziehen. Dann wird der so »medizinierte« Essig abgeseiht und im Verhältnis 1 : 2 mit Honig vermischt. Das Ganze ist etwas milder.

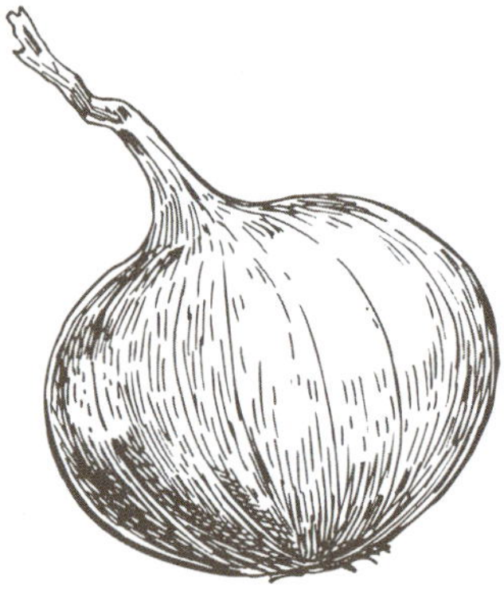

Dabei hilft's:

+ immer dann, wenn eine trocknende Wirkung erwünscht ist

Spannend zu wissen:

Die Zwiebel gilt in der traditionellen europäischen Medizin wie der Ingwer als wärmend, sie wirkt jedoch im Gegensatz zu ihm nicht befeuchtend, sondern trocknend. Daher wird sie bevorzugt eingesetzt bei Verschleimung bzw. immer dann, wenn man »trocknen« will.

APFELESSIG-EINREIBUNGEN

bei nächtlichem Schwitzen vor allem in den Wechseljahren

Aus den USA

So gehts:

Essig und Wasser mischen (für Erwachsene im Verhältnis 1:4; für Kinder 1:8). Den Waschlappen oder das Tuch in das Essigwasser tauchen, auswringen und den Körper (oder nur den Oberkörper) damit zügig abwaschen. Dabei von außen nach innen und von rechts nach links vorgehen. Danach abtrocknen, wieder anziehen und nachruhen oder – nachts – wieder ins Bett gehen und nun erfrischt weiterschlafen.

Das brauchen Sie:

Essig

Wasser (lauwarm oder kühl, aber nicht zu weit unter Körpertemperatur)

1 Waschlappen, Lein- oder Baumwolltuch

Wichtige Hinweise und Empfehlungen:

Das Wasser sollte nicht zu kalt sein. Halten Sie während der Anwendung die Fenster geschlossen, damit kein Zug entsteht.

Grundsätzlich gilt, dass kühle Anwendungen nur durchgeführt werden dürfen, wenn der behandelte Körperteil inklusive der Beine und Füße warm ist.

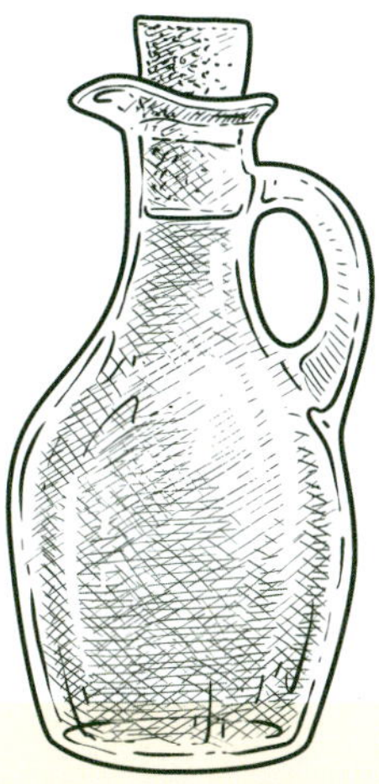

Spannend zu wissen:

Schon Sebastian Kneipp sagte: »Wessen Körper kalt ist, wen fröstelt oder friert, der nehme nie eine Waschung, vor allem nie eine Ganzwaschung vor.«

Dabei hilft's:

- nächtliche Hitzewallungen mit Schwitzen
- generell übermäßiges Schwitzen
- zur Erfrischung an heißen Tagen

Aus Russland

HONIG UND ROTE BETE

bei Reizbarkeit in den Wechseljahren

Das brauchen Sie:

Rote-Bete-Saft (frisch gepresst oder aus dem Bioladen)

Honig

alternativ: milchsauer eingelegte Rote Bete und etwas flüssigen Honig

So geht's:

Nach der Originalempfehlung aus der russischen Volksmedizin, die von der Naturheilkundigen Natalia Aleksandrowna stammt, werden Saft und Honig im Verhältnis 1:1 vermischt und davon 2–3 × am Tag ⅓ Glas eingenommen. Rechnet man das einmal hoch, so käme man auf bis zu ½ Glas Honig am Tag. Mir erscheint das etwas viel. Dennoch finde ich die Kombination von Roter Bete und Honig charmant. Daher meine Anregung: 1 Glas Rote-Bete-Saft oder -Most mit 1 Teelöffel Honig im Mixer vermischen und trinken. Oder milchsauer eingelegte Rote Bete, mit 1 Teelöffel flüssigem Honig beträufelt, immer mal wieder in den Speiseplan aufnehmen.

Wichtige Hinweise und Empfehlungen:

Rote Bete aus konventionellem Anbau kann hohe Mengen an Nitrat enthalten. In der Biolandwirtschaft ist der Nitratgehalt in der Regel niedriger, ebenso wenn das Gemüse viel Sonne und Licht bekommt.

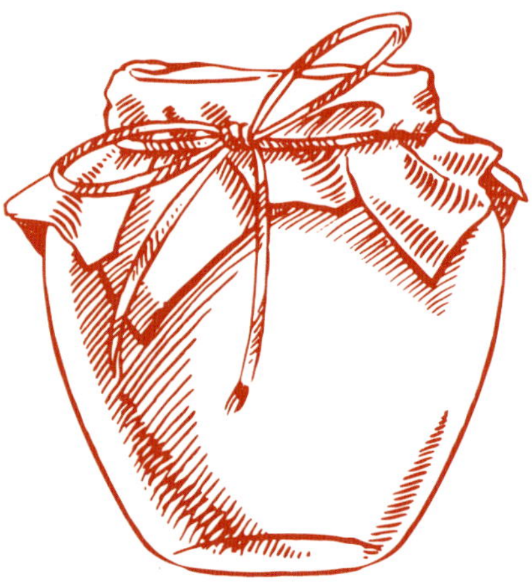

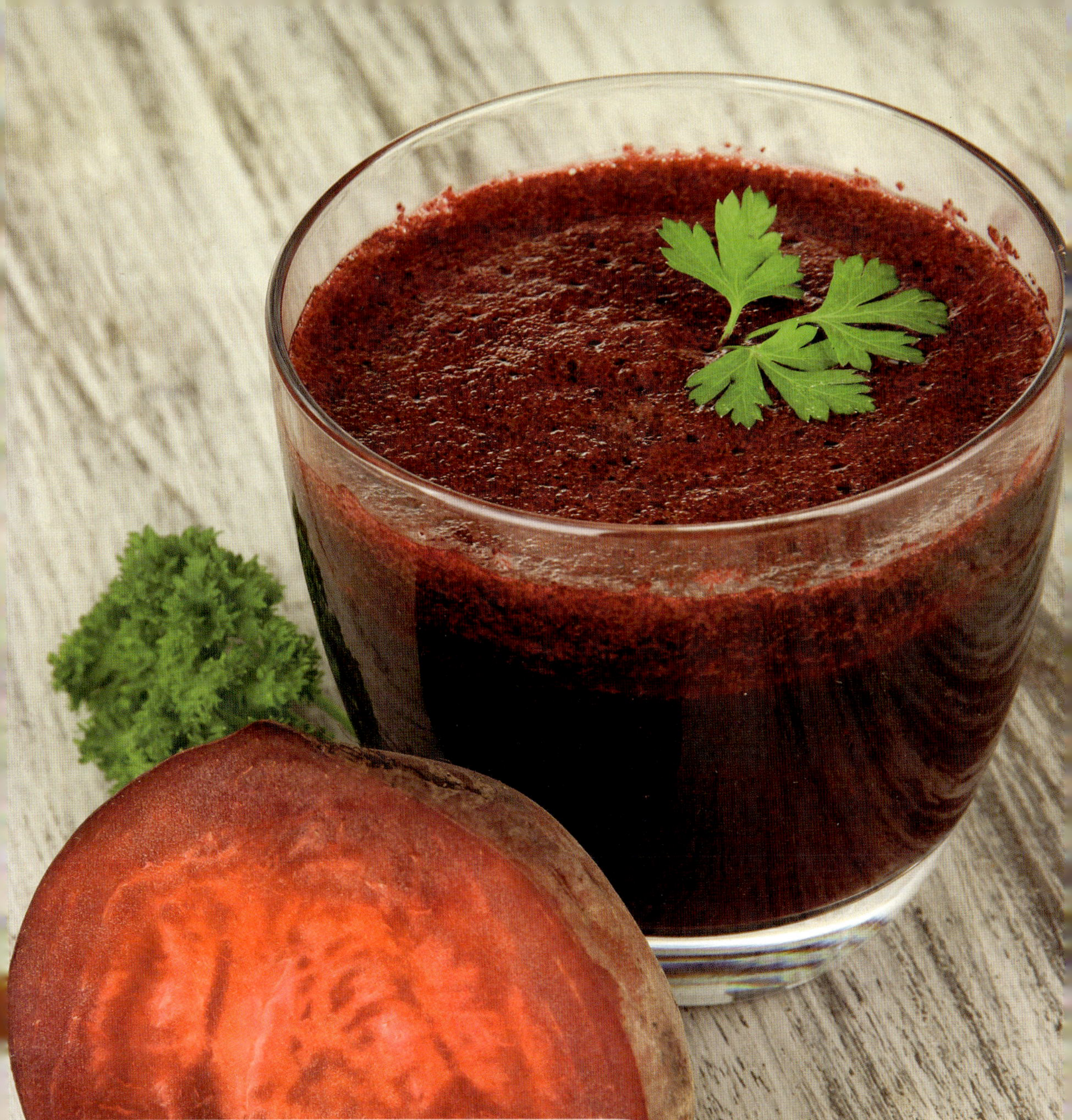

Spannend zu wissen:
Schon in der traditionellen europäischen Medizin galten rote Pflanzen als »blutbildend« und vitalitätssteigernd. Aus heutiger Sicht gelten die verantwortlichen Farbstoffe, die Anthocyane, als wichtige antioxidative und damit zellschützende Wirkstoffe. Interessant ist die Einnahme (sowohl in den alltäglichen Speiseplan integriert oder auch als Kur) von Rote-Bete-Most oder milchsauer vergorener Roter Bete.

Aus den USA

APFELESSIG-HONIG-TRUNK

bei Wechseljahresbeschwerden

Das brauchen Sie:

naturtrüben Apfelessig möglichst aus dem Bioladen (in den USA wird Apple Cider Vinegar mit »Essigmutter« empfohlen)

möglichst hochwertigen Honig

So geht's:

1–2 Teelöffel Apfelessig und 1 Teelöffel Honig in ein Glas geben, mit stillem Wasser oder Mineralwasser auffüllen, umrühren. Anwendung: Sowohl bei akuten Beschwerden (z.B. Erkältung) als auch kurmäßig jeweils 1 × täglich 1 Glas trinken, je nach Verträglichkeit eventuell auch öfter.

Wichtige Hinweise und Empfehlungen:

Mit der Anwendung nicht übertreiben: Apfelessig greift den Zahnschmelz an.
Berichten aus den USA zufolge soll man den Trunk mit einem Strohhalm genießen, weil man so den sauren Geschmack weniger wahrnimmt.

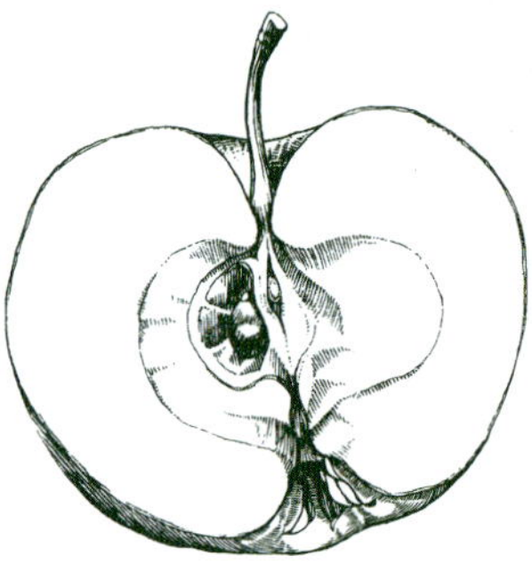

Spannend zu wissen:
Im Jahr 1958 veröffentlichte der amerikanische Arzt Dr. Jarvis (1881–1966) das Buch *Folk Medicine: A Vermont Doctor's Guide to Good Health* (deutscher Titel: *5 × 20 Jahre leben*). Er propagiert darin die Kombination aus Apple Cider Vinegar und Honig zur Vorbeugung und Behandlung der verschiedensten Krankheiten, z.B. Arthritis, Rheuma, Asthma, Bluthochdruck und Erkältungen. Ob diese Mischung das Allheilmittel ist, sei dahingestellt. Fakt ist jedoch, dass Apfelessig in vielen Kulturen eine jahrtausendealte Tradition hat – wie der Honig auch.

Dabei hilft's:
- + Energiemangel
- + als Anti-Aging-Maßnahme
- + Infektanfälligkeit
- + Wechseljahresbeschwerden

CROSTATA AL LIMONE

Aus Italien

bei Winterblues

So geht's:

Aus Mehl (bzw. Mehl und Mandeln), Butter, Zucker, Ei und Salz einen Mürbeteig zubereiten und kalt stellen. Inzwischen die Zitronen heiß waschen, die Schale abreiben (aber nicht zu weit ins Weiße, es wird sonst bitter) und das Fruchtfleisch auspressen. Sahne, Milch, Puderzucker und Kartoffelstärke in einen Topf geben, unter Rühren aufkochen und köcheln, bis die Creme eindickt. Dann das Eigelb unterrühren, anschließend Zitronensaft und -schale.
Den Backofen auf 180 °C vorheizen. Den Teig in zwei Hälften teilen. Eine Hälfte ausrollen und in eine gefettete und mit Mehl ausgestäubte Backform geben, einen kleinen Rand hochziehen. Die Zitronencreme darübergeben. Den restlichen Teig ebenfalls ausrollen, in Streifen schneiden und den Kuchen damit belegen. Im Backofen auf der unteren Schiene 40–45 Minuten backen.

Wichtige Hinweise und Empfehlungen:

Genießen Sie dazu einen Espresso oder Limoncello!

Das brauchen Sie:

Für den Mürbeteig:

300 g Mehl bzw. 200 g Mehl + 100 g geriebene geschälte Mandeln

200 g kalte Butter

100 g Zucker oder Puderzucker (ich nehme gerne Birkenzucker)

1 Ei

1 Prise Salz

Für die Creme:

3 Biozitronen

300 g flüssige Sahne

200 ml Milch

100 g Puderzucker

50 g Kartoffelstärke

4 Eigelb

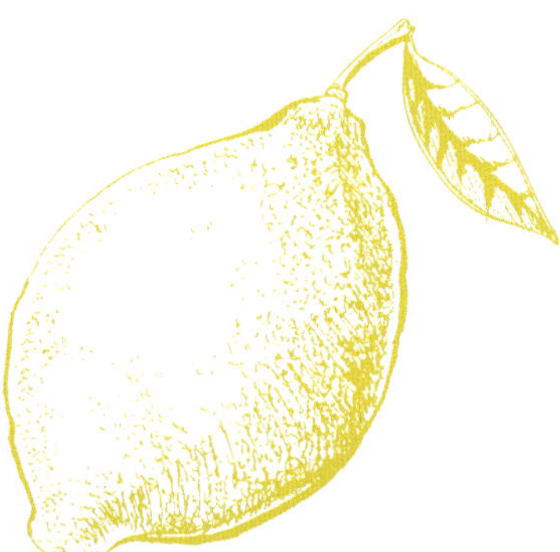

Dabei hilft's:

+ Winterblues bis hin zu depressiven Verstimmungen

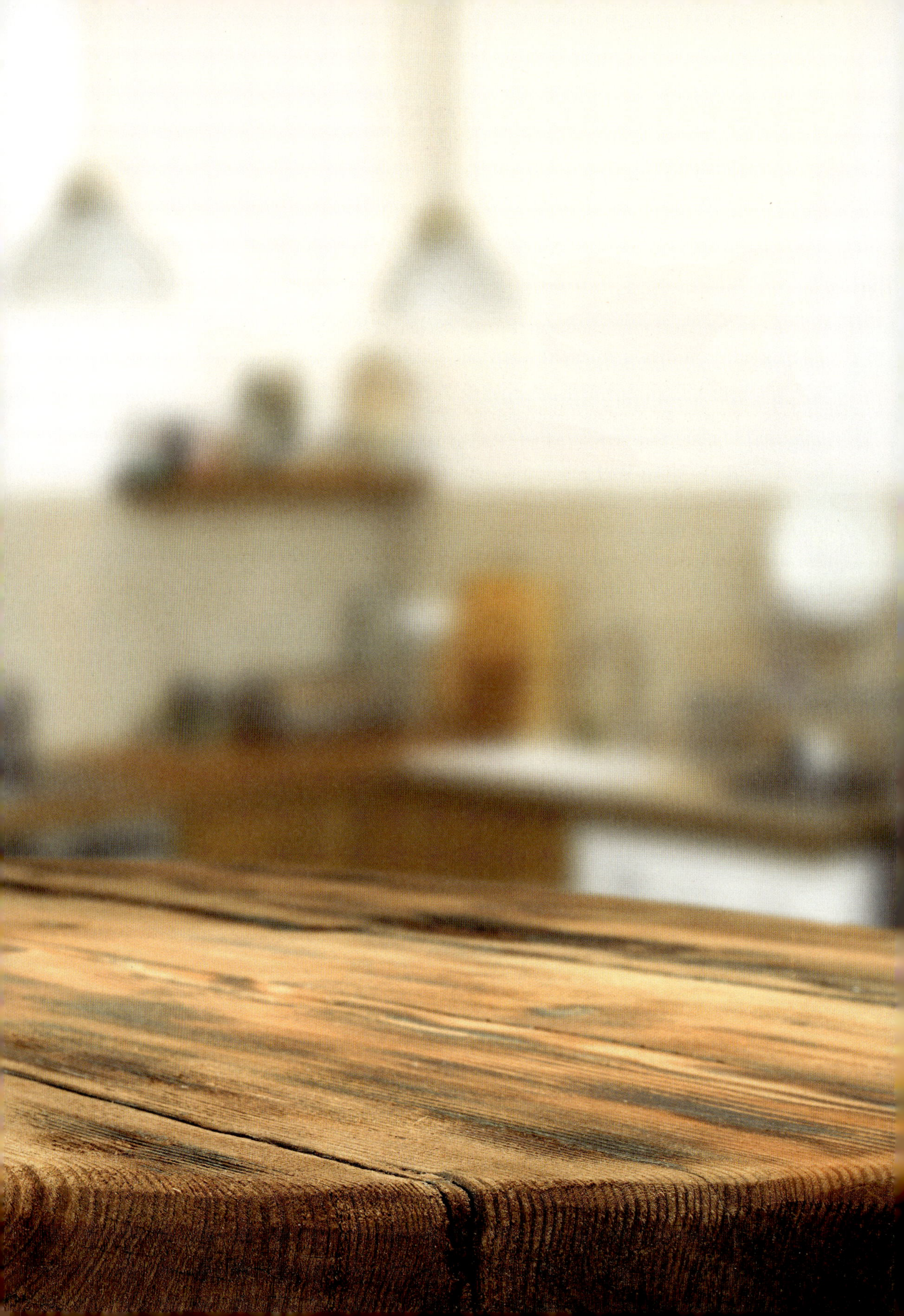

Dank

Ich darf in diesem Buch viele schöne Rezepte von Frauen veröffentlichen, die ihr Wissen mit mir geteilt haben: Maria aus Griechenland, Inga aus Kasachstan, Mabel aus Argentinien, Ewa aus Polen, Daria aus Moskau. So manche Inspiration oder manch ein konkretes Rezept verdanke ich auch meinen geschätzten KollegInnen aus dem beruflichen Netzwerk: Dr. Beate Maul, TCM-Ärztin, Eva Maacks, Heilpraktikerin mit Schwerpunkt Ayurveda und Kulturwissenschaftlerin, Dr. Karin Buchart, Gründerin der TEH-Akademie, Dr. Nadine Berling, Forscherin zu tibetischer Heilkunde und Ernährungswissenschaftlerin, Prof. Asha Gupta aus Delhi, dem TEM-Experten Dr. Karl Steinmetz. Dr. Hans-Martin Hirt, Jewgeni Awerbuch, der Verlegerin Dr. Maria Frühwald vom KVC-Verlag und Dr. Dorothee Schimpf, Geschäftsführerin von Natur und Medizin e.V., danke ich für die Abdruckgenehmigungen. Besonders bedanken möchte ich mich bei Inga Knaub, Krankenschwester und »Wickel-Expertin«, die dieses Buch inhaltlich gegengelesen hat, wie auch bei meiner ehemaligen Studentin Jana Nungesser für ihren kritischen Blick.

Quellen und Literatur

Bücher (Auswahl)

Aleksandrowna N, Butzke B (2011): Russische Volksmedizin. nymphenburger, München

Awerbuch J (2018): Die Weisheit der russischen Naturmedizin. natur & heilen, Dezember 12/2018

Berling-Aumann, N (2018): Reizdarm. Natur und Medizin, Essen

Berndl K, Hofer N (2016): Zwiebelwickel, Essigsocken & Co. Eden, Hamburg

Buchart K (2006): Die 13 Plagen in den Alpen und die Hilfe mit natürlichen Heilmitteln. Rupertus, Salzburg

Buchart K (2015): Vergessene Hausmittel. Servus, Salzburg

Buchart K, Wiegele M (2016): Die Natur-Apotheke. Servus, Salzburg

Buhner S (2013): Pflanzliche Virenkiller. Herbapress, Aschaffenburg

Bühring U (2009): Praxis-Lehrbuch der modernen Heilpflanzenkunde, 2. Aufl., Sonntag, Stuttgart

Faber S (1974): Das Rezeptbuch für Naturkosmetik, 8. Aufl., Molden, Wien

Flach G (1966): Aus meinem Rezeptschatzkästlein. Bauer, Freiburg i. Br.

Gleißner W, Hasenbein J, Kerckhoff A (2015): Honig – Die Heilkraft aus der Wabe. Natur und Medizin, Essen

Hilliges I M (2000): Afrikanische Liebesmagie. dtv, München

Hirt H-M, M'Pia B (2001): Natürliche Medizin in den Tropen. Anamed, Winnenden

Hofmann A (2013): Basisches Baden – Gesund durch Entsäuerung. Andrea Hofmann, Berlin

Hornfeck S, Ma N (2004): Die acht Schätze der chinesischen Heilküche. dtv, München

Hornfeck S, Ma N (2003): Chinesische Hausmittel. dtv, München

Jarvis DC (1967): 5 × 20 Jahre leben. Hallwag, Schönbühl-Urtenen

Karach F (1991): Heilung durch Sonnenblumenöl. Mitgliederzeitschrift 1/91: 7–9, Natur und Medizin, Essen

Kerckhoff A, Contentin-El Masri C (2016): Hausmittel aus aller Welt. KVC, Essen

Kerckhoff A, Elies M (2018): Der Apfel. Natur und Medizin. Essen
Kerckhoff A, Knaub I (2016): Wickel, Auflagen, Kompressen. KVC, Essen
Kerckhoff A, Schimpf D (2017): Die Kartoffel. Natur und Medizin. Essen
Kerckhoff A, Schimpf D (Hrsg) (2012): So habe ich mir geholfen, Band 3, Alte Hausmittel – gesammelt und geprüft. Essen, Natur und Medizin
Kerckhoff A, Schmitz K (2019): Risikoarme Hausmittel bei Demenz (Fachbuchkapitel), in: Handbuch Demenz – Prävention und Komplementärmedizinische Therapiestrategien. KVC, Essen
Khalsa T (1989): Essen für Leib und Seele. Hugendubel, München
Kolta, K M (2001): Heutige Volksmedizin in Ägypten. In: Naturheilpraxis 09/2001
Kraft K, Stange RH (2010): Lehrbuch Naturheilverfahren. Hippokrates, Stuttgart
Lange P (2012): Hausmittel für Kinder. Üb. Neuaufl. rororo, Hamburg
Mallos T (2014): Orient. Das Kochbuch. Christian, München
Rubin F (2011): Meine besten Hausmittel. Zabert Sandmann, München
Rubin F (2015): Meine besten Gesundheits-Tipps fürs Älterwerden. ZS, München
Sonn A (2010): Wickel und Auflagen. 4. Aufl., Thieme, Stuttgart
Sonn A, Bühring U (2004): Heilpflanzen in der Pflege. Huber, Bern
Wang L (2007): Traditionelle chinesische Hausmittel. Goldmann, München

Studien (Auswahl)

Chen et al (2016): Efficacy of Oral Ginger for Dysmenorrhea. Evid Based Complement Alternat Med 2016

Codoner-Franch P et al (2013): Dried apples enriched with mandarin juice by vacuum impregnation improve antioxidant capacity and decrease inflammation in obese children. In: Nutr Hosp. 2013 Jul–Aug; 28(4):1177–83.

Dai et al (2006): Fruit and vegetable juices and Alzheimer's disease: the Kame Projekt. Am J Med 2006 Sep; 119(9):751–9

Freedman et al (2016): Effect of Dilute Apple Juice and Preferred Fluids vs Electrolyte Maintenance Solution on Treatment Failure Among Children With Mild Gastroenteritis: A Randomized Clinical Trial. In: JAMA. 2016 May 10; 315(18):1966–74

Gonella S & F (2015): Use of vinegar to relieve persistent hiccups in an advanced cancer patient. In: J Palliat Med. 2015 May; 18(5):467–70

Iwasaki et al (2007): Hiccup treated by administration of intranasal vinegar. In: No To Hattatsu. 2007 May; 39(3):202–5

Jensen et al (2014): Consumption of dried apple peel powder increases joint function and range of motion. In: J Med Food. 2014 Nov; 17(11):1204–13

Remington et al (2019): Apple juice imprived behavioral but not cognitive symptoms in moderate-to-late stage Alzheimer's disease. In: Am J Alzheimers Dis Other Demen 2010 Jun; 25(4):367–71

Zhang et al (2017): Citrus consumption and incident dementia in elderly Japanese: the Ohsaki Cohort 2006 Study. Br J Nutr. 2017 Apr; 117(8): 1174–1180